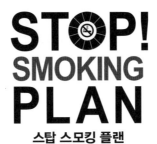

STOP! SMOKING PLAN

스탑 스모킹 플랜

1,500만 독자의 삶을 혁명적으로 바꾼

STOP!
SMOKING
PLAN

스탑 스모킹 플랜

알렌 카 지음 　 **차유성** 감수 　 **정민규** 옮김

한언

CONTENTS

33년 동안, 알렌 카는, 하루 100개비의 줄담배를 피웠다

3분의 1세기 동안 알렌 카Allen Carr는 하루에 가장 많이는 100개비의 줄담배를 피웠다. 그는 담배를 끊어보려고 침술을 제외한 거의 모든 종류의 전통적인 금연법을 동원했지만 결국 성공을 거두지 못했다. 마침내 알렌은 "한 번 흡연자는 영원한 흡연자"가 될 수밖에 없다고 생각하고, 담배를 끊으려는 시도조차도 접게 되었다. 그러다가 다시 금연하도록 동기부여를 해주는 뭔가를 발견했다.

"하룻밤을 꼬박 새기까지 담배 100개비를 한 대도 남기지 않고 다 피웠어요. 기분이 나빴던 것도 아니었죠. 상실감, 공허감, 우울함 같은 것도 없었어요. 오히려 그 반대였죠. 저는 사실 그 과정을 즐겼어요. 하지만 그때 저는, 심지어 마지막 담배를 끄기도 전에, 이미 제가 비흡연자라는 사실을 알게 되었습니다. 그 후로 저는 담배를 피우고 싶다는 가장 작은 충동마저도 느끼지 않게 됐습니다."

그러고 나서 그리 오래지 않아 알렌은 자신이 흡연자라면 누구든지 성공할 수 있는 금연법을 발견했음을 깨닫게 되었다.

- 쉽게, 즉시, 영구히
- 의지력, 보조제, 대체품 또는 관심을 끌려는 술책을 사용하지 않고
- 우울함 또는 금단증상 없이
- 체중 증가 없이

알렌은 담배를 피우는 친구와 친척 들을 대상으로 자기가 발견한 이 금연법을 실험해보았다. 그 후 그는 공인회계사라는 안정된 직업을 포기하고 다른 사람들의 금연을 돕기 위해 클리닉을 설립했다. 알렌은 자신의 금연법을 '이지웨이*Easyway*'라고 명명했다. 그리고 전 세계적으로 50개국의 150곳 이상의 도시에 ''알렌 카의 이지웨이' 클리닉'이 세워졌을 정도로 이지웨이는 큰 성공을 거두었다. 그의 금연법을 소개한 책은 일약 베스트셀러가 되었고, 현재 38개 언어로 번역 출간되었으며, 매년 그 수가 늘어나고 있다.

알렌 카는 1998년 베이징에서 개최된 제10차 WCTOH(World Conference on Tobacco & Health, 세계 담배와 건강 컨퍼런스)에서 강연했는데, 이 컨퍼런스에 연사로 서는 것은 가장 저명하다고 하는 의사들마저도 자랑스러워할 만큼 영광스러운 일이다. 그의 금연법과 그에 대한 평판은 그 이상 인정받을 수 없을 정도인데, 그것은 그가 의학 교육을 받지 않은 전문가로서는 처음으로 그 컨퍼런스에 연사로서 초청을 받았기 때문이다. '알렌 카의 이지웨이' 클리닉은 이처럼 세계적

으로 권위 있는 금연법을 효과적으로 시행하는 것으로 널리 인정받고 있다. 이지웨이는 또한 알코올중독, 저체중과 과체중, 비행공포증(fear of flying), 도박·빚·마약 중독에 대해서도 성공적으로 적용돼왔다.

나는 이 금연법이 성공을 거두었다는 주장이 믿기지 않는다거나 과장된 것이라고, 또 가끔은 터무니없다고 보여질 수 있음을 알고 있다. 이 금연법에 대해 처음 듣고 나서 내 반응이 확실히 그랬기 때문이다. 압력에 못 이겨서 한 일이지만 1997년 런던에 있는 알렌의 클리닉에 가게 된 것은 내게는 대단한 행운이었다.

당시 나는 아내의 요청을 받아들여서 클리닉에 갔는데, 아내에게는 그 대신 클리닉에서 나오고부터 적어도 12개월 동안은 또다시 금연을 하라면서 나를 괴롭히지 말아달라는 조건을 달았었다. 그러나, 나 자신 그리고 아마도 나의 아내보다 더 놀란 사람이 있을까? '알렌 카의 이지웨이'는 1일 80개비의 중독으로부터 나를 해방시켜주었다.

나는 나의 이러한 경험을 통해 너무나도 큰 영감을 얻어서 알렌 카와 로빈 할리Robin Hayley(지금은 '알렌 카의 이지웨이'의 의장)에게 세계를 담배로부터 치유하겠다는 그들의 뜻에 동참하게 해달라고 졸랐다. 그리고 믿기지 않을 만큼 운 좋게도 그들이 나의 의사를 받아들이도록 확신을 심어주는 데 성공했다. 알렌 카에게 훈련받은 일은 내 인생에서 가장 보람찬 경험이었다. 또한 알렌을 코치와 멘토로서뿐만 아니라 친구로 삼게 된 것은 내게는 놀라운 영광이자 특권이다. 알렌 카와 로빈 할리가 잘 훈련시켜준 덕분에 나는 알렌의 원조 클리닉이라 할 수 있는 런던 클리닉에서 3만 명이 넘는 흡연자를 치료했고, 알렌의 금연법을 베를린에서 보고타로, 뉴질랜드에서 뉴욕으로, 시드니에서 산티아고로 전파한 팀의 일원으로서 당당하게 일할 수 있었다. 알렌은 자기가 남긴 이 유산이 반드시 그 잠재력을 충분히 발휘하도록 과업을 잘 수행했기 때문에 우리는 '알렌 카의 이지웨이'를 비디오부터 DVD, 클리닉부터 앱, 컴퓨터게임부터 오디오북과 온라인 프로그램 그리고 그 이상의 매체를 통해서도 만날 수 있게 되었다. 우리는 그동안 쉬운 금연을 위해 먼 길을 걸어왔으며, 이 책은 우리가 해왔던 그 도전 가운데서도 상당한 역할을 담당할 것이다.

알렌의 금연법을 업데이트하고 발전시키기 위해 추가로 약간 편집의 손을 보는 영예가 내게 주어졌다. 이 책을 통해 최근 몇 년 사이에 등장한 전자담배와 같은 쟁점들, 그리고 사실상 모든 니코틴의 용례를 살펴볼 수 있다. 독자 여러분은 짧지만 중요한 이 머리말을 읽으면서 앞으로 나와 함께 끈기를 발휘해주기를 바란다. 나를 믿으시라. 중요한 것은, 당신이 전자담배 또는 기타 니코틴 용품 이용자든 아니든 간에, 나를 믿고 참을성 있게 이 책에서 제시하는 금연법을 따라해주는 것이다. 이 점에 동의한다면 당신을 알렌 카의 안전한 손 안에 두겠다고 약속한다.

전자담배와 다른 모든 것들!

담배·시가·파이프 흡연자, 전자담배 사용자, 니코틴 패치 착용자, 니코틴 껌 상용자, 니코틴 흡입기나 스누스snus와 딥dip 같은 입담배 사용자, 사실상 모든 장치를 통한 니코틴 사용자에게 이 책은 자유를 선사할 것이다.

전자담배나 기타 니코틴 장치를 사용해본 적이 없다고 해서 이 책에 실린 그것들에 대한 설명이 그저 당신에게는 해당 사항이 아니라고 생각한다면 실수하는 것일 수 있다. 그러지 마시라! 이 책은 앞으로 금연이 말도 안 되게 쉬운 일이라는 사실을 깨닫게 해줄 것이다. 당신은 다시는 니코틴 중독으로 고통받지 않을 것이다. 하지만 나중에 다시 니코틴이라는 함정에 빠지지 않으려면 당신은 니코틴에 대해 완전히 이해해야 한다.

당신은 지금 단지 흡연으로부터 달아나는 것이 아니라, 고문과도 같은 니코틴 중독으로부터 탈출하고 있다. 아마도 나중에 "그게 어떤 건지 알아보겠다면서 전자담배를 펴볼 수도 있지 않겠는가"라는 좋지 않은 생각을 품고 있다면, 당신은 니코틴 중독이라는 덫에 쉽게 빠져들 수 있는 사람이라는 점을 알아야 한다. 이것은 특히 전자담배가 모든 미디어를 통해 무자비하게 판매되고 있다는 점에서 특히 중요하다. 지구 상에서 가장 강력하고 영향력 있는 마케팅 머신들이 다시 한번 활동을 확대하고 있다.

그들의 타깃은 누구인가? 당신과 당신의 아이들이다! 담배와 시가와 파이프로 마시는 한 모금, 무엇으로든 일단 흡입한 그 니코틴 한 모금으로 인해 당신은 다시 덫에 빠질 수 있다. 그러므로 흡입 방식이 무엇이든 상관없이 왜 니코틴이라면 전부 다 피해야만 하는지를 이해해야 한다. 그러면 영원히 중독으로부터 자유로워질 뿐만 아니라 금연과, 그보다 더 중요한 금연의 지속이 어처구니없을 정도로 쉽다는 사실을 알게 된다.

좋다, 그럼 전자담배가 어떻게 많은 금연단체들[영국의 ASH(Action on Smoking and Health) 같은]로부터 지원을 받게 되었는지를 이해해 보도록 하자.

전자담배와 같은 '더 안전한 니코틴 전달 시스템'은 처음에는 누가 지원했는가 하면, 1990년대 후반과 2000년대 초반에 니코틴대체요법 (NRT, nicotine replacement therapy) 프로그램이 흡연율을 유의미하게 감소시키지 못했다는 점을 깨닫게 된 의료·과학계 종사자들이다. 아이러니하게도 이들 중 일부는 그 실패한 니코틴대체요법 기반의 프로그램과 정책의 착안과 구현에 책임이 있는 사람들이었다.

니코틴 중독을 치료하기 위해 니코틴을 사용하는 정책이 실패했기 때문에 그들은 다음과 같은 결론을 내렸다. 즉 진짜 문제는 니코틴 중독자가 단순히 니코틴대체요법을 통해 충분히 또는 자주 니코틴을 복용할 수 없다는 것이다. 그리고 니코틴 패치나 니코틴 껌과 같은 전달 메커니즘이 약으로서 기능할 만큼 충분히 효율적이거나 효과적이지 않다는 것이다.

그러므로 이 흡연자 피해 감소 전략은 전적으로 담배 통제기관이 20년 넘게 직접 지원하고 고안한, 니코틴대체요법 및 제품으로 금연을 돕겠다는 시도가 엄청난 실패를 거두게 됨에 따라 생겨난 것이다. 오히려 이 흡연자 피해 감소 전략에는 중독자들의 약 사용을 멈추게 하는 곤란한 과업이 꼭 포함되어 있는 것은 아니기 때문에 제약업계와 기득권자들에게는 도리어 유익이 된다.

클리너에 담아서, 아마도 덜 해로워 보이는 방식으로 니코틴을 흡입하도록 하는 것, 즉 더 안전한 니코틴 전달 시스템을 사용하겠다는 아이디어가 많은 사람들의 관심을 끈 것이 사실이다. 일반 담배 흡연자들이 덜 해로운 전자담배로 영구적으로 바꾸기만 한다면, 수천만 명의 생명을 구할 수 있을 거라 생각했던 것이다.

그러나 피해 감소라는 그 아이디어가 제 역할을 '했다' 하더라도, '알렌 카의 이지웨이' 금연법은 여전히 사람들이 니코틴 중독으로부터 해방되도록 하는 데 대단히 중요한 역할을 했을 것이다. 단지 전자담배에 중독될 사람들은 자기 자신과 가족에게 미칠 수많은 심각한 부정적인 요인들로 인해 여전히 고통을 겪게 될 것이기 때문이다.

니코틴 중독으로부터 이득을 얻는 자는 누구인가?

영국의 금연운동단체 ASH로부터 위임받아 수행한 2014년 조사에 의하면 흡연으로 인해 발생한 국민건강보험 비용이 한 해에 20억 파운드(30억 달러), 노인 흡연자를 위한 사회복지 비용이 11억 파운드(16억 달러)에 달한다. 하지만 2013년 담배 소비 및 부가가치세(VAT)로 인한 영국의 세수입은 123억 파운드(180억 달러)이다!

흡연과 니코틴 중독이 계속 이어짐으로써 재무부에서 얻게 될 이득을 계산해보겠다고 회계사가 될 필요까지도 없다. 매년 90억 파운드(135억 달러)가 넘는다. 그리고 1990년 이래로 영국의 연간 담배 세수는 두 배로 늘었다. 그러니 언제나 한쪽 방향으로만 내달려야 하는 운명이 아니겠는가? 바로 그거다!

기업은 승리, 정부는 패배

몇 곳만 거론하자면 마이크로소프트, 보더폰Vodafone, IBM, 포드, 토털Total, 에소Esso, 파이저Pfizer, BMW와 같은 글로벌 기업들이 '알렌 카의 이지웨이 서비스'를 정기적으로 계약하는 데 반해, 정부와 보건부와 국민건강보험공단은 왜 그렇게 하지 않는지 그 이유를 생각해볼 수 있겠는가?

상업의 세계에서는 보통 직원 한 명이 흡연을 하면 생산성이 떨어지고 결근이 늘어나기 때문에 고용주에게 연간 2,000파운드(3,000달러) 이상의 부담을 준다.

기업 고객들은 이러한 사실만으로도, 즉 보다 더 행복하고 건강한 인력을 확보하는 장점뿐 아니라 투자수익률 관점에서 우리의 이지웨이 서비스를 이용하는 것이다. 우리는 심지어 개인 고객에게 제공하는 것과 동일한 환불 보장을 기업 고객에게도 제공한다. 직원이 프로그램을 마칠 때까지 금연하지 않으면 해당 직원에 대한 요금을 돌려주는 것이다.

자사의 보험 계약자들이 우리 클리닉에 참석하게 하려고 돈을 지불하는 건강보험회사가 늘어나고 있는데, 그들 역시 이지웨이 서비스를 계약함으로써 돈을 절약하고 있다. 보험 계약자들의 건강을 유지시켜주는 데 들어가는 비용은 그들이 금연을 하면 극적으로 줄어든다. 이전 흡연자들의 보험료도 마찬가지로 줄어든다.

하지만 중독으로부터 자유로워지려는 니코틴 중독자들은 일평생 세금은 덜 내면서 재무부 돈은 나가게 한다. 회사 직원이나 보험 계약자가 중독에서 탈출했을 때와는 그 효과가 정반대인 것이다.

홉연자, 전자담배 이용자 또는 그 밖의 다른 종류의 니코틴 중독자들이 중독으로부터 빠져나오도록 돕는 것이 정부의 재정적 의욕을 얼마나 꺾는 일인지 이제 알겠는가? 물론 여기에는 홉연자들이 예상 수명보다 훨씬 먼저 죽음으로써 연금 예산 부담이 줄어든다는 사실은 고려되지 않았다.

전자담배 시장의 발전 초창기에 제조업체들은 담배 통제 커뮤니티와 기타 이해관계자들에게 전자담배의 타깃 시장은 기존 홉연자들이며, 전자담배는 금연보조제로서 마케팅 포지셔닝과 메시징이 이루어질 것이라고 장담했다.

하지만 별로 그래 보이지 않는다. 2014년에 이르기까지 누가 판매할 수 있고 누가 구매할 수 있는지, 제품에는 무슨 성분이 들어가 있는지, 제품은 어떻게 광고되고 있는지에 대해 아무런 통제가 이루어지지 않았다. 광기의 시대로 거슬러 올라가면, 노예와 중독을 판매하기 위해 성을 사용하지 않았던가? 실제로 2014년에 이르기까지 일찌감치부터 영국의 TV 광고는 매력적이고 매혹적인 모델을 등장시켜 담배연기 비슷한 증기를 들이마시는 장면을 수십 년째 보여줘왔다. 이런 전략을 사용하는 브랜드는 분명 홉연자가 아닌 모든 사람들을 겨냥한다. 미국 광고업계인 매디슨 애비뉴의 광고 크리에이티브팀은 니코틴 중독을 판매하기 위해 다시 한 번 유머와 섹스와 엄청난 열망을 불러일으키는 이미지를 사용할 수 있다!

물론 이 광고는 포장과 풍미와 담뱃갑 디자인에서 볼 수 있듯이 젊은이들을 주 타깃으로 삼는다. 전자담배는 아이들에게 공격적으로 판매되었다. 통계에 따르면 그렇게 전자담배를 피우도록 이끌리는 아이들의 숫자는 점점 더 늘어나고 있다. 2014년도의 연구를 통해 처음으로 확인한 바에 따르면 일반 담배를 사용하는 시기보다 더 어린 나이에 전자담배를 사용하는 어린이들이 크게 늘어나고 있는데, 그들 중 다수가 결국 실제로 담배를 피우게 될 것이다. 니코틴 산업계는 물론 이런 현상을 너무나 좋아한다. 더 젊은 중독자를 확보하라! 그래서 전자담배 사용자당 평생소득을 극대화하라! 재무부의 입장도 마찬가지라고 단지 추정은 해볼 수 있다.

일정 수의 아이들은 항상 시험 삼아 담배를 피워오긴 했다. 하지만 전자담배가 일상생활 속으로 살금살금 기어 들어오는 방식은 그것과는 사뭇 다르다. 다시 말해 전자담배가 흡연과 니코틴 중독으로의 새로운 관문을 만들어내고 있는 것이다.

니코틴 제로 캡슐 또는 액체를 구입할 수 있기 때문에 실제로 청소년들은 그들이 사용하는 전자담배가 중독성이 있는 게 아니라고 말할 수 있다. 이와 다르게 알고 있는 사람이 있는가? 특히 청소년들이 풍선껌, 수박, 솜사탕, 팝콘, 체리 치즈케이크의 맛을 보게 됐을 때는 더욱더 그렇다. 이러한 전자담배의 풍미가 누구를 표적으로 삼고 있다고 생각하는가? 바로 당신의 아이다!

물론 오래지 않아서 제로-니코틴 캡슐은 버려지고 니코틴이 들어 있는 캡슐이 대신 그 자리를 메우게 될 것이다.

이미 12세라는 어린 나이에 니코틴에 중독되는 아이가 생기는 일이 크게 잘못된 게 아니라고 여겨지고 있듯이, 우리는 전자담배가 대부분의 젊은이들에게 '진짜 흡연'으로 안내하는 관문이 될 것이라고 수년간 경고해왔다. 최근의 연구들은 우리의 그 최악의 두려움을 확인시켜주고 있다.

당신은 아이들이 어떻게 전자담배에 빨려 들어가는지 상상할 수 있다. 첫째, '진짜 담배'로 손을 뻗게 하는 또래의 압력이 이미 존재하기는 하지만, 단순한 이유로 그보다 더 중요한 것은 전자담배가 담배만큼 효율적으로 니코틴을 전달하지 못한다는 점이다. 모든 중독자는 마침내 자신의 혈류에 더 많은 약물을 더 빨리 주입할 수 있는 방법을 찾아낸다. 그럼으로써 결국 니코틴이 섭취되는 것이다. 그렇게 담배에 손이 가게 되는 것이다.

이 모든 것은 담배 피해 감소 정책의 설계자가 원했던 바대로 일이 진행되고 있지 않음을 의미한다. 그러나 앞의 지적에도 불구하고 여전히, 그런 정책으로 수천만 명의 생명을 구할 수 있다면, 이라고 하면서 그 같은 정책이 가치가 있을 것이라고 주장할 사람들이 있다.

그러므로 여전히 우리에게 남아 있는 큰 의문,
전자담배가 금연을 돕는가?

2014년 2월 '알렌 카의 이지웨이'는 리서치 회사에 영국의 성인 전자담배 사용자 1,000명을 조사하도록 요청했다. 목표는 전자담배 및 흡연에 대한 태도를 명확히 밝히는 것이었다. 그 결과치는 2014년 1월 1일 이후 영국에서 전자담배를 사용한 사람들 중에서 흡연자 및 전자담배 사용자의 이용 패턴을 기반으로 했다.

조사 결과, 전자담배 사용자의 84%가 정기적으로 계속해서 전자담배뿐만 아니라 일반 담배를 피웠다. 피해 감소 정책이 무너져 내리는 대목이다. 흡연자들이 하루에 몇 개비라도 담배를 계속 피운다면 수백만 명의 생명을 구한다는 피해 감소 모델은 효과가 없는 것이라고 보아야 한다.

자, 그렇다면 당신이 금연에는 성공했지만 여전히 니코틴이라는 갈고리에 낚여서 전자담배와 기타 니코틴 제품을 사용하는 사람들 중한 명으로서 남아 있다면, 위에서 말했듯이 피해 감소 정책이 효과를 보지 못하는 바로 그 예외가 바로 당신인 셈이다. 니코틴으로부터 완전히 자유로워지는 데서 오는 유익은 여전히 당신의 관심을 상당히 끄는 강력한 것이다. 결국 그래서 당신이 이 책을 읽고 있는 게 아닌가? 그러니 제발 전자담배 사용자 가운데 대다수가 계속 흡연한다는 우리의 주장에 기분 상해 하지 말라. 그것은 실제로 일어나는 일일 뿐이다. 니코틴에 중독된 채로 있는 동안, 당신은 계속해서 흡연, 그리고 중독의 모든 안 좋은 점들에 취약해진 상태로 있게 되는 것이다. 그것들로부터 자유를 얻는 일의 가치는 값을 매길 수조차 없다.

신세대 니코틴 중독자가 전자담배 신드롬을 통해서 모집되었다. 이와 마찬가지로 대단히 파괴적인 사실은 이전에는 특정 상황에서 담배를 피우지 못했던 흡연자들이, 예를 들면 집에서, 아이들이 탄 차 안에서, 비흡연자의 집에서, 이제는 전자담배를 피우게 됐다는 것이다. 이것은 그들이 전자담배를 사용하기 이전보다 실제로 더 많은 니코틴을 소비하고 있음을 의미한다. 그들은 담배를 피울 수 있을 때는 담배를 피우고, 담배를 피울 수 없을 때는 전자담배를 사용한다.

그뿐인가? 의지력을 발휘해 금연에 성공했던 많은 사람들이 고삐 풀린 전자담배의 가용성과 마케팅과 광고에 의해 니코틴 중독에 다시금 빠져들고 있지 않은가?

이것은 무엇을 의미하는가?

요컨대 우리는 신세대 니코틴 중독자를 만들어내고 있는 것이다. 기존 흡연자들은 흡연을 줄이기보다는 오히려 니코틴 섭취를 늘릴 가능성이 높다. 계속해서 흡연이 흡연 비슷한 행위로 다시 돌아오는 것이다. 이렇게 많은 이전의 흡연자들이 니코틴 중독과 흡연으로 다시금 끌려가고 있다. 오랜 기간 흡연과 전자담배 이용을 이중으로 했을 때(또는 전자담배만 이용했을 때) 장기간의 니코틴 사용이 건강에 미치는 영향에 대해서는 거의 알려진 게 없다. '니코틴 산업'에 이해관계가 있는 사람들은 유해하거나, 그렇지 않으면 유해할 수도 있는 영역을 구축하는 데 앞장선다(그리고 우리는 그런 일들이 과거에 얼마나 잘되었는지 알고 있다).

니코틴 산업은 세계적인 규모의 사기 기록을 보유하고 있는 산업이다. 니코틴 산업은 무엇을 토대로 그처럼 비대해져왔는가? 거짓말과 뇌물 수수와 부패다. 니코틴 산업은 수백만 명이 목숨을 잃었다는 결론을 도출해낸 연구 데이터를 억압하고, 조직적인 국제 담배 밀수에 직접 관여했다. 그뿐이 아니다. 어린이들에 대한 공격적인 마케팅을 통해 성과가 입증된 개발도상국뿐만 아니라, 어린이들에 대한 직접 마케팅이 금지되어 있는 세계의 다른 지역에서 청소년을 더욱더 은밀하게 노리고 있다. 이것은 지구상에서 가장 강력한 산업이며, 그들이 '니코틴 전쟁'에서 승리하고 있음을 인정하는 건 슬픈 일이다.

당신이나 당신의 자녀 모두가 다 이 니코틴 전쟁의 희생자가 되고 싶은 마음은 없을 것이다. 그것이 당신이 이 책을 읽는 이유 아닌가? 이제 알렌 카가 그의 놀라운 방법을 통해 당신을 안내할 것이다. 그는 담배에 관해서만 이야기할 것이다. 그렇게 하면서 모든 형태의 니코틴에 대해 언급할 것이다.

현재 흡연을 하고 있거나 아니면 전자담배를 이용하고 있다면, 또는 흡연과 전자담배 이용을 동시에 하고 있다면 이 책을 읽으면서 계속 그렇게 하라. 읽는 동안 섭취량을 줄이거나 통제해야겠다는 유혹에도 넘어가지 말라. 이 책을 읽으면서, 이 책을 보기 전에는 그러지 않았는데, 오랫동안 담배를 피우지 않고 있다면 그렇게 할 필요도 없다. 이 책 끝부분에서 마지막 담배 또는 마지막 전자담배를 피우라는 요청을 받았을 때, 이미 그렇게 마지막에 임하리라 다짐했던 당신의 마음을 단지 확인하기만 하라. 드문 경우이지만 오랫동안 담배를 피우지 않고 전자담배를 흡입한 사람이 이 책을 읽으면서 그냥 계속해서 전자담배를 이용하면 이 책의 거의 모든 내용을 전자담배에 연결시킬 수 있다. 부디 당신이 읽은 내용대로 확실하게 행하라. 패치, 껌, 스누스, 딥 또는 어떤 형태로든 니코틴을 사용하는 경우에도 마찬가지다. 이 책 끝부분에서 마지막 담배에 대한 이야기가 나올 때에는, 당신이 그동안 사용해왔던 게 무엇이든, 예를 들어 마지막 전자담배든 혹은 다른 방식의 마지막 니코틴 한 모금이든 마지막으로 삼을 것이 반드시 있어야 한다.

이 책은 현재까지 '알렌 카의 이지웨이'에 대한 가장 최신의 최첨단 버전이다. 알렌 카의 지침을 따르면 쉽게 자유로워질 수 있음을 알게 될 뿐만 아니라, 실제로 금연의 전 과정을 즐길 수 있다.

그 순간에는 너무 좋아서 진실 같아 보이지 않을 수도 있지만 계속 읽어보라. 당신은 잃을 게 아무것도 없고, 얻을 수 있는 모든 것을 얻을 수 있다. 이제 당신을 가장 안전한 손, 알렌 카에게 넘긴다.

존 디시John Dicey

('알렌 카의 이지웨이*Allen Carr's Easyway*' 수석치료사)

메모할 수 있는 박스가 책 전체에 걸쳐 만들어져 있습니다. 특별히 공감이 가는 점을 아래 노트에 따로 메모하시면 금연을 실행하는 데 도움이 될 것입니다.

> note

당신은, 당신을 협박하는,
'금연전문가들'에게 지쳐 있지 않습니까

당신은 지금 당장 금연을 하지 않으면 당신이 부닥칠 수 있는 끔찍한 일들에 대해 끊임없이 말하는 '전문가들'에게 지쳐 있는가? 당신이 원하는 것은 지금 당신에게 영향을 미치고 있는 흡연 문제에 대한 해결책이다. 나를 믿으라. 나는 당신과 공감할 수 있다.

나는 필사적으로 금연하고 싶었던, 하루에 많게는 100개비를 피우던 흡연자였다. 나는 가장 최근의 시도가 실패로 돌아가면서 의지력이 바닥이 나게 되는 그 참담한 기분을 너무도 잘 안다. 나는 끊임없는 기침과 규칙적인 두통과 가슴 통증이 있었다. 간단히 말하면 나는 흡연이 나를 죽이고 있다는 것을 알았지만, 그만둘 수 있는 힘을 찾아낼 수가 없었다.

그때 누군가가 내가 니코틴에 중독되어 있다고 말했다. 그때까지만 해도 흡연은 내 육체적 또는 정신적인 기질상의 결핍으로 인해 흔들 수 없는 습관이라고 생각했다. 나는 내가 중독자라고 생각해본 적이

한 번도 없었다. 그러나 "당신은 니코틴에 중독되었습니다"라는 그 말이 내 마음속 감옥문을 열었다.

내가 헤로인 중독자를 보는 것과 같은 방식으로 나의 곤란한 지경을 보는 것은 쉬운 단계였다. 나는 내가 항상 믿었던 것처럼 마약을 즐거움으로도, 지나치게 의지하게 되는 것으로도 여기지 않았다.

나는 마약을, 이전 필요량의 공급을 중단함으로써 생기는 공허감과 불안감을 줄여주는 것으로 여겼다.

그때까지는 항상 담배를 끊으면 즐거움이나 지나치게 의존하던 것을 잃게 될까봐 두려웠다. 이제 나는 '즐거움'이 환상이며, 그 '즐거움'이란 고작 흡연을 중단함으로써 생기는 금단증상의 고통을 부분적으로 완화시켜주는 것일 뿐임을 알게 되었다.

나는 또한 내가 금연하지 못했던 것이 개인적인 결함이나 약점이 아니라 덫에 걸려들었기 때문이라는 사실을 알게 되었다. 그 덫이란, 내 잘못으로 인해 내가 나 자신을 감옥에 갇히게 하는 바로 그것에서 위안을 찾으려 했던 것을 말한다.

해결책은 눈에 띌 만큼 분명했다. 내가 해야만 하는 일은 마약 복용을 중단하는 것이었다. 이것은 계시였다. 나는 의지력을 사용하지 않고 곧바로 금연했으며, 다시 담배를 피워야겠다는 필요나 욕구를 느끼지 못했다.

사실 나는 즉시 아내에게 가서 "나는 담배를 피우는 세상을 치료할 것"이라고 선언했다.

나는 다른 흡연자들에게 이 방법을 말해줌으로써 그들이 감옥에서 벗어나도록 돕는 일을 한시도 늦출 수가 없었다. 나는 런던 남서쪽에 있는 우리 집에 클리닉을 세웠고, 아주 빠르게 더 큰 사업장으로 옮겼다. 곧 나는 개인적인 수준으로는 금연을 실행하고 싶어하는 수백만 명의 불행한 흡연자들을 모두 도울 수는 없으리라는 사실을 깨달았다. 그래서 나는 나의 금연법을 오늘날 세계적인 베스트셀러가 된 《STOP! SMOKING》(한언)이라는 책에 담아 세상에 출판했다.

이 책은 전 세계적으로 1100만 권 이상 판매되었다. 그리고 50개국 이상에 이지웨이 클리닉이 세워져 사람들을 치료하고 있다. 오늘날도 내가 담배를 처음 끊었을 때처럼 금연에 대한 결론은 분명하다.

▶ 이지웨이는 효과가 있다!

내가 이 방법을 '이지웨이*Easyway*'라고 부르는 이유는, 이 방법이 쉽고 고통이 없으며 니코틴 함정에서 영구적으로 벗어나게 해주기 때문이다. 다른 방법과 달리 이지웨이는 의지력을 필요로 하지 않으며, 당신은 금단증상을 겪는 정신적으로 힘든 기간을 견딜 필요가 없다. 당신이 해야 할 일은 열린 마음을 유지함으로써 함정을 만드는 그 세뇌를 통해 당신 자신을 볼 수 있도록 하는 것이다.

누구나 전 세계에 이 방법을 확산시키는 데 도움이 된 수백만 명의 행복한 과거의 흡연자들(ex-smokers)의 개인적인 추천들에 의해 입증된 대로 이지웨이를 통해서 금연할 수 있다. 그 성공자들과 합류할 수 있는 기회가 당신 앞에 놓여 있다. 자기 자신을 해방시킬 열쇠가 당신

손 안에 있는 것이다. 이 책을 계속 읽으면서 피우던 담배도 계속 피우라. 그리고 이 책의 모든 지침을 따르라.

- 알렌 카

이 책으로 효과를 보려면

이것은 알렌 카의 첫 번째 상호작용형 책입니다. 책 전체에 걸쳐 해당 페이지에 펜이나 연필을 사용해서 왜 담배를 피우게 되었는지 그 이유를 나열해보고, 흡연 없는 생활에 대한 두려움을 인정하십시오. 이 책의 내용과 양방향 형식의 안내를 따르면 당신의 흡연에 대한 진실을 알게 될 것입니다. 계속해서 신념과 열망과 통찰을 기록하십시오. 모든 지시 사항을 주의 깊게 따르면 금연을 통해 당신의 흡연 이야기를 마감할 수 있습니다. 지금은 믿기 어려울 수도 있습니다. 하지만 계속해서 책을 읽으십시오. 나는 당신에게 좋은 소식만을 가지고 있습니다.

수년간 우리는 '알렌 카의 이지웨이'를 실제로 적용할 수 있도록 방식을 개선하고 개발해왔습니다.

그러나 기본 원칙은 동일하게 유지되고 있습니다. "당신의 개인적인 계획" 페이지는 당신이 이 책을 읽을 때 쉽게, 고통 없이 그리고 영구적으로 금연할 수 있도록 돕기 위해 고안된 것입니다. 이 책을 읽으면서 "당신의 개인적인 계획" 페이지를 통해 당신 스스로 적극적인 역할을 하게 될 것입니다.

또한 각 장에서 상호작용 요소를 찾을 수 있습니다. 그 요소들을 채우면서 마음속에 핵심 사실들을 쉽게 각인할 수 있음을 알게 될 것입니다. 언제든지 각 장의 끝부분에 있는 요약을 참조해서 당신의 이해를 강화할 수 있습니다. 18장 "당신의 마지막 담배"라는 이 책 끝부분에 도달하면 행복한 비흡연자로서 평생을 즐길 준비가 되어 있을 것입니다!

당신이 회의적이라 해도 나는 당신을 비난하지 않을 것입니다. 내가 당신에게 요구하는 것은 당신이 준비가 될 때까지 계속 담배를 피우는 것입니다. 당신은 잃을 게 아무것도 없고, 얻고자 하는 모든 것을 얻을 수 있습니다.

Part 1

왜 담배를 피우는가

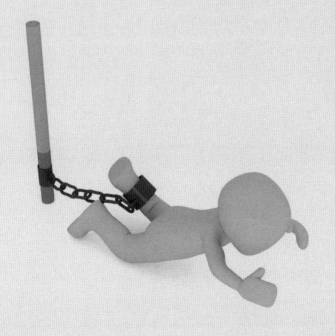

제1장

당신은 왜 담배를 피우는가?

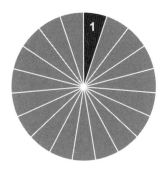

그러니까 당신은 흡연자이고, 자기 자신이 흡연자가 아니었으면 하고 바라고 있다. 클럽에 가입하라! 아주 큰 클럽이다. 사실, 이 세상의 모든 흡연자는 회비를 완납한 회원이다. 흡연자의 70%는 비흡연자가 되기를 원한다고 말한다. 나머지는 그저 그 같은 사실을 받아들이고 있지 않을 뿐이다.

당신은 인정했다. 이건 대단한 뉴스다. 이것은 당신이 "당신의 개인적인 계획"에서 금연하기 위한 첫 번째 조치를 취한 것을 의미한다. 이 책은 그 여정을 쉽게, 성공적으로 완료하는 방법을 보여줄 것이다.

그 여정의 끝에 다다르면 곧 비흡연자로서 앞으로 남은 인생을 즐기기 시작할 준비가 되어 있을 것이다. 고통스러운 금단증상을 견딜 필요가 없으며, 박탈감을 느끼기보다 오히려 놀라운 자유를 경험하게 될 것이다. 더구나 당신의 의지력에 의존하지 않고 이 모든 것을 성취하게 될 것이다.

> "저는 포스터 캠페인이나 충격적인 전술이 아니라, 이지웨이 치료사인 존과 알렌 카와 나 자신 덕분에 금연할 수 있었습니다."
>
> 〈아이리시타임스The Irish Times〉

나는 흡연이 세상 제일의 살인자라고 말한다. 이것이 흡연에 대한 이야기가 결코 지루할 수 없는 이유이다. 흡연 문제는 의료계에서 수십 년 동안 고치려고 시도해왔지만 치료하지 못한 사회의 황폐화라는 점에서 세상 제일의 살인자다. 흡연이 반사회적이고, 스트레스를 만들어내며, 집중력을 파괴하고, 죄책감과 자기 혐오감을 유발하며, 흡연자로 하여금 자기 자신과 다른 사람들에게 거짓말을 하게 하고, 재산을 낭비하게 한다면서 새삼스럽게 말할 필요조차도 없다. 흡연자들은, 수백만 명이 담배 때문에 매년 기대수명까지 살지 못하고 더 일찍 사망하고 있음을 이미 알고 있으면서도 여전히 계속해서 담배를 피우고 있다.

▶ 왜 그러는 것일까?

당신은 왜 담배를 피우는지부터 이해해야 한다. 그것이야말로 비흡연자가 되게 해주는 열쇠이기 때문이다. 흡연자가 담배를 피우는 이유는 여러 가지가 있지만, 실제로 흡연하는 이유는 단 한 가지다. 이 책을 읽으면서 당신이 왜 담배를 피우는지에 대한 모든 오해가 제거될 것이고, 진실을 보기 시작할 것이다. 그렇게 함으로써 남은 인생 동안 행복한 비흡연자로서 살아가겠다는 것이 당신의 개인적인 계획이다.

▶ 쉽게, 고통 없이, 영구히

'알렌 카의 이지웨이'는 수십 년 동안 흡연자들에게 동일한 주장을 해왔으며, 그 주장이 사실임을 알게 된 행복한 비흡연자들의 증언이 감당하기 힘들 정도로 끊임없이 쏟아져 나오고 있다. 이 책을 읽을 때 그들의 증언들 가운데 일부를 읽을 수 있으며, 결국 당신도 그들과 합류할 준비를 하게 될 것이다.

1. 이지웨이로 효과를 보려면

이 책을 읽으면서 일련의 지침을 받게 될 것이다. 당신이 성공하려면 이 책의 모든 지침을 따르기만 하면 된다. 그만큼 간단하다. 그러나 갑자기 책 끝부분으로 넘어가거나 책의 일부를 건너뛰지 않는 것이 정말로 중요하다. 치료법을 제공해주는 마법의 단어는 없다. 이지웨이는 순서대로 따라해야 하는 금연법이다.

메모해야 하는 부분도 있다. 하지만 걱정하지 말라. 그 메모는 무슨 테스트도 아니고 최대한 적게 쓰도록 되어 있다. 그 메모는 당신이 계획을 세우는 데 참여와 기여를 할 것이다. 이러한 과정을 통해 당신이 이 책이 제시하는 방법을 따르고 있으며, 그 방법이 당신에게 효과적이라는 것을 스스로 확인하도록 자기 자신을 도울 수 있다.

첫 번째 지침

☞ 모든 지침을 따르라

일부 흡연자는 이 첫 번째 지침을 듣고는 새로운 사고방식으로 스스로를 세뇌함으로써 이 방법이 기능을 할 거라고 가정한다. 절반은 맞다. 이 책을 다 읽으면 새로운 사고방식을 갖게 될 것이다. 하지만 그 새로운 사고방식은 세뇌를 통해서 얻게 되는 게 아니다. 당신으로 하여금 처음 담배를 피우게 하고, 계속해서 흡연하게 한 것이 세뇌다. 이지웨이는 오히려 세뇌를 해소한다. 다른 말로 하면, 이지웨이는 세뇌를 반대하는 것이다.

이지웨이가 세뇌를 반대하는 일은, 일련의 단계를 통해 당신이 담배를 계속 피우게 하는 그 착각을 간파할 수 있도록 도와줌으로써 성취된다. 금연에 성공하기 위해서 당신이 해야 할 일은, 담배를 끊으라는 요청을 받을 때까지 흡연을 계속하면서 이지웨이의 각 단계를 따르는 것이다.

각 단계를 따르는 일을 금고를 여는 것처럼 생각하라. 번호의 조합을 모르면 금고를 열 수 없지 않은가. 즉, 번호들을 알고는 있지만 잘못된 순서로 입력하거나 숫자를 하나만 빠뜨려도 금고는 열리지 않는다. 하지만 빠짐 없이 순차적으로 입력하면서 번호의 조합을 따라가면 금고는 쉽게 열린다.

2. 진실이라고 하기에는 너무나 좋다고?

많은 흡연자들이 이지웨이의 주장이 진실이라고 하기에는 너무나 좋다는 것을 알게 된다. 특히 이지웨이 과정을 따르는 동안 흡연을 계속할 수 있음을 알면 더욱더 그렇다. 흡연자들은 자기가 낼 수 있는 모든 의지력에 의존하지 않고도 또는 정신적으로 힘든 금단증상을 고통스럽게 겪지 않고도 담배를 끊을 수 있다는 것을 믿지 않는다. 이게 바로 흡연이라고 하는 것이 흡연자들에게 불리한 정보를 거머쥐고 그들을 뒤흔드는 방식이다. 이렇게 흡연과 금연에 대해 오해하고 있기 때문에 흡연자들은 이지웨이의 주장을 의심의 눈초리로 본다. 이것이야말로 틀림없는 금연의 장애물이다. 그렇지 않은가?

그러나 이지웨이로 금연에 성공한 수많은 사람들이 이 같은 장애물은 애당초 존재하지 않음을 보증해주었다. 이것이 바로 '알렌 카의 이지웨이'가 세계적으로 성공을 거둔 간단한 이유이다.

▶ 이지웨이는 원하는 효과를 낸다

사실 불쑥 나타나 당신을 붙잡아버린 것은, 담배다. 이것을 깨닫지 못한 흡연자들 모두가 사람들 사이에서 가장 기발한 속임수로 알려진 '담배가 뭔가를 해주리라 믿게 하는 그 속임수'에 의해 희생자로 전락하고 말았다. 치명적인 제품을 전 세계 수백만 명의 사람들에게 판매하기 위해 담배업계가 보이는 속임수에 대해 말하는 것이 아니다. 니코틴 자체가 보이는 속임수에 대해 이야기하고 있는 것이다. 당신이 계속 담배를 피우게 하는 그 속임수 말이다.

▶ 니코틴 함정

금연하려면 왜 담배를 피우는지를 알아야 한다. 그러므로 우선 담배를 피우는 이유가 무엇인지 생각해보자.

"행동 변화에 대해 비전문가인 알렌 카가, 대학원을 나온 무수한 심리학자와 정신과 의사가 성공했어야 하지만 실패했던, 그 행동 변화라는 측면에서 금연할 수 있는 간단하고도 효과적인 방법을 마련했다는 것은 정말 놀랍다."

윌리엄 그린 박사(홍콩의 마틸다 병원 정신과 원장)

> ✓ 당신이 흡연하는 이유를 체크해보십시오.
>
> ○ 맛이 좋다
> ○ 의식을 즐긴다
> ○ 편안해진다
> ○ 스트레스 해소에 도움이 된다
> ○ 사교적이다
> ○ 체중 조절이 가능하다
> ○ 담배 피우는 모습을 좋아한다
> ○ 집중하는 데 도움이 된다
> ○ 자신감을 준다
> ○ 그냥 항상 해왔던 거니까
> ○ 흔들 수 없을 것 같은 습관이다
> ○ 인생은 한 번뿐이니까
> ○ 나의 선택권을 행사하는 것이다
> ○ 흡연자가 더 재미있다
> ○ 담배에 대한 갈망을 줄여준다

아마도 당신은 모든 항목에 체크하지는 않았을 것이다. 심지어 위의 항목들 중에 한두 개에 대해서는 비웃었을 수도 있다. 어쨌든 위의 항목들은 일반적으로 흡연자가 담배를 계속해서 피우는 이유이다.

당신이 무슨 항목에 체크를 했든, 실제로는 착각에 불과한 그것들을 사실이라 믿게끔 속아온 것은 아닌지 자기 자신에게 물어보라. 여기서 당신에게 요청하는 것은 한 가지뿐이다. 그처럼 속아왔을 가능성에 대해서 생각해보라는 것이다.

3. 니코틴 중독

그렇다면 이제 당신이 담배를 피우는 진짜 이유를 살펴보자. 니코틴은 알려진 것 가운데 사람 몸에 가장 빠르게 작용하는 중독성 약물이다. 니코틴은 단 하나의 담배로도 당신을 낚을 수 있다. 가공하지 않은 니코틴은 독성이 강한 무색의 기름 같은 화합물이다. 담배 한 모금을 들이마실 때마다 헤로인 주사 한 방보다 더 빨리 혈류와 뇌에 이 니코틴이라는 약물이 소량 전달된다. 담배 한 개비는 약 20회의 니코틴 복용량을 제공한다.

니코틴은 몸에 들어올 때 속도만큼 빠르게 몸에서 빠져나갑니다. 이것을 금단이라고 부릅니다. 당신의 개인적인 계획을 세우기 위해 담배, 시가, 파이프, 전자담배 혹은 그와 비슷한 무엇이든 하루에 몇 번 피우는지 적어보십시오.

위에 기록한 숫자는 당신이 니코틴 금단증상을 경험한 횟수를 보여준다.

▶ 매일매일

사실 흡연자로서 당신은 '항상' 금단증상을 경험한다! 나중에 우리가 금단증상에 대해 이야기할 때를 위해 "당신은 흡연자로서 항상 금단증상을 경험하고 있다"는 이 사실을 기억해두라.

많은 흡연자들은 '니코틴 중독자'라는 용어를 들으면 웃는다. 그들은 '니코틴 중독자'라는 그 말이 그저 자기가 빠지게 된 습관을 과장되게 표현한 것이라 생각한다. 즉, 그들은 자기가 '니코틴 중독자'까지는 아니기 때문에 원한다면 언제든지 금연할 수 있다고 생각한다. 그러나 아직도 그들은 금연하지 않는다. 또는 시도는 하지만 실패하고 만다.

▶ 몇 번이고 계속

4. 중독자 찾기

이들 가운데 누구를 중독자로 분류하겠습니까?

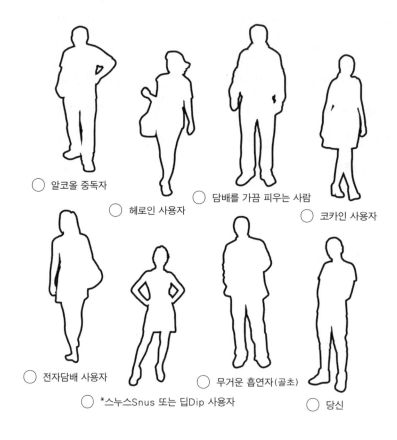

○ 알코올 중독자

○ 헤로인 사용자

○ 담배를 가끔 피우는 사람

○ 코카인 사용자

○ 전자담배 사용자

○ *스누스Snus 또는 딥Dip 사용자

○ 무거운 흡연자(골초)

○ 당신

중독에 대한 기본적인 지식이 있다면, 모든 항목에 체크할 것이다. 하지만 전부 다 체크하지 않았더라도 걱정하지 말라. 다만 '당신'이라는 항목에 체크했는지 꼭 확인하라. 그리고, 나중에 몇몇 부류에 대해 다시 중독자로 체크하려고 이 페이지로 돌아오고 싶을지도 모른다.

5. 흡연이 당신에게 무슨 도움이 되는가?

다른 식으로 위의 질문을 다시 살펴봅시다. 당신은 담배를 피울 때마다 무엇을 얻으리라 예상합니까? 지금 담배 한 대를 피우고 싶다면 한 개비 피우면서 그렇게 함으로써 당신이 원하는 게 무엇인지 적어보십시오.

_____

_____

_____

_____

일부 흡연자들은 만족감이나 스트레스 해소를 위해 담배에 의존한다고 말한다. 편안함, 이완 또는 안도감을 말하는 흡연자들도 있다. 또한 이 담배가 마지막이고 절대로 다시는 담배를 피우지 않아도 되기를 바란다고 말하는 흡연자들도 있다.

그렇다면 진실은 무엇인가? 진실은, 담배를 피움으로써 얻는 건 아무것도 없다는 것이다. 당신은 공허감이나 불안감 등 무언가를 없애기 위해 담배를 피운다. 하지만 그 공허감과 불안감은 니코틴이 몸에서 빠져나감으로써 생긴 느낌(금단증상)일 뿐이다. 즉 금단증상은 흡연으로 초래된 것이지, 흡연으로 없앨 수 있는 게 아니다!

한번 상상해보라. 하루 종일 도난 경보가 울리면 어떨 거 같은가? 그러다가 갑자기 소음이 멈추고 불안이 줄어드는 멋진 느낌을 경험한다. 하지만 당신은 아무것도 얻지 못했다. 단지 소음이 더 심해지는 것을 잠깐 멈췄을 뿐이다. 담배를 피움으로써 당신이 하는 일은 고작 니코틴이 빠져나감으로써 몸이 느끼는 공허감과 불안감을 잠시 덜어주는 것뿐이다. 담뱃불을 끄고 나면 소음은 정말 곧바로 다시 심해진다.

▶ 흡연한다고 금단증상이 나아지지 않는다
오히려 흡연이 금단증상을 악화시킨다

비흡연자는 공허감이나 불안감을 결코 겪지 않습니다. 잠시 생각해보십시오. 비흡연자가 공허감이나 불안감을 결코 겪지 않는다는 이 말에 동의하십니까?

◯ 예   ◯ 아니오

◆ 그녀의 고백: 사라(런던)

저는 한 번도 골초인 적은 없습니다. 전 확실히 저 자신을 중독자로 분류하지 않았죠. 저는 커피타임과 식사시간에 아마도 하루에 10번 정도 담배를 피웠습니다. 저는 매우 자주 휴일이나 다른 뭔가를 위해 돈을 좀 저축하고 싶을 때 한두 달 동안 금연할 수 있을 것 같았습니다. 하지만 저는 제가 결코 그렇게 할 수 없다는 걸 알게 되었습니다. 아무리 돈이 필요해도 저는 계속 담배를 피울 구실을 찾았기 때문이죠.

당황하고 좌절했습니다. 왜냐하면 저는 마음먹은 거라면 뭐든 행동에 옮길 수 있을 정도로 제가 충분히 단호한 사람이라고 생각했는데, 흡연에 대해서는 스스로를 통제할 수 없다고 느꼈기 때문이지요. 그때 저보다 훨씬 담배를 많이 피우던 골초였던 제 친구가 알렌 카 덕분에 담배를 끊게 되었다고 말해주었습니다. 특히 제게 도움이 됐던 것은 바로 중독에 대한 설명이었죠. 중독에 대한 설명을 듣고 나서 저는 제가 원해서가 아니라 단지 니코틴이라는 덫에 걸렸기 때문에 담배를 피우게 됐다는 걸 깨닫게 됐습니다. 그리고 일단 그 덫의 작동방식을 알게 되자 금연으로의 출구를 쉽게 볼 수 있었습니다.

저는 아주 빨리 금연했고, 그 후로는 담배를 피우고 싶다는 욕구를 결코 느껴본 적이 없습니다.

---

* "흡연은 중독일 뿐이다"라는 인식은, 자유를 향한 첫걸음이다.
* 계속해서 당신이 흡연을 통제할 수 있다고 믿는 한, 당신은 덫에 걸린 채로 살게 된다.
* 비흡연자는 당신이 겪는 그 불편함을 결코 겪지 않는다.

즐겁게 금연하려면 우선 당신이 지금 어디에 있는지부터 알아야 합니다!

기존의 금연법은 어땠습니까? 기존의 금연법들은 건강상의 위협과 흡연의 단점에 대한 온갖 정보를 쏟아붓습니다. 그건 흡연자에게 두려움만 유발합니다. 그리고 흡연자들은 두려우면 뭘 합니까? 맞습니다. 담배를 피웁니다.

사실 흡연자는 이미 흡연의 단점에 대해 잘 알고 있습니다. 우리는 (마음으로 인생을 보지 못하도록) 마음을 인생으로부터 차단하느라 인생을 소비합니다. 이지웨이는 그렇게 두려움을 몰고 오는 정보는 활용하고 싶지 않습니다. 단순히 흡연 생활에서 당신이 서 있는 곳이 어디이고, 왜 그곳에 서 있게 되었는지를 기록하기를 원합니다.

"당신의 이야기"라는 이 짧은 파트를 통해 우리는 당신에게 현재 상황에 솔직해지라고 요구하고 있습니다. 여기, 정말 좋은 소식이 있습니다. 두려워할 게 없다는 겁니다. 하지만 당신이 흡연자로서 당신의 삶에서 어디에 위치해 있는지는 묘사해보십시오. 안심하십시오. 이지웨이는 당신에게 좋은 소식만을 갖고 있습니다. 자, 탈출할 때가 가까이 왔습니다. 여기서 건강 문제와 흡연의 단점을 고려할 때는 흡연 생활에서 당신이 어디에 위치해 있는지를 보여주는 스냅사진 같은 바로 만질 수 있는 기록을 하기만 하면 됩니다. 나는 당신이 평생 이 책을 간직하기를 바랍니다. 나중에 여기서 기록한 것을 다시 생각해본다면, 약속하건대 무슨 두려움이 생기는 게 아니라 미소를 짓게 될 것입니다.

지금 여기서 짧게 다루는 내용은 당신이 담배를 피우지 못하게 하거나, 이지웨이의 원리에 대해 확신을 갖도록 고안된 것은 아닙니다. 다만 당신 스스로 "당신의 이야기"의 일부를 작성함으로써 우리와 동행하도록 꽤 흥미를 끌면서 당신의 생각을 이끄는 지적을 좀 했습니다. 당신이 그 지적을 받아들이거나, 동의하거나, 혹은 지적받은 것 전부를 확신하리라 기대하지 않습니다. 그냥 우리는 이 책에서 처음으로 당신이 우리의 지적을 단지 고려하는지를 묻겠습니다. 믿으십시오. 당신이 이 책을 마칠 때까지 담배에 관하여 당신을 도발할 모든 질문과 모든 의심을 전부 다 다룰 것입니다. 이것이 당신의 개인적인 계획의 출발점입니다. 당신이 가는 길을 즐기려면 먼저 지금 당신이 어디에 있는지를 확실히 알아야 합니다.

우리 클리닉에서는 각자의 흡연 이야기를 살펴보면서 과정을 시작합니다. 당신의 인생 이야기가 아니라 단지 당신의 흡연 이야기 말입니다. 왜 담배를 피우게 됐으며, 왜 담배를 더 많이 피우게 됐는지, 왜 담배를 끊고 싶은지, 그 전에는 왜 담배를 끊을 수 없었는지에 대한 이야기입니다. 이러한 이야기를 하면 참여한 모든 사람들이 자신의 고충을 명확하게 생각해볼 수 있고, 그렇게 고충을 겪고 있는 사람이 자기 혼자가 아니라는 것을 알 수 있습니다.

자, 그럼 당신의 첫 번째 담배를 떠올려보십시오. 아래 빈 공간에 당신의 경험담을 모아보십시오.

언제 처음으로 담배를 피웠나요?

_____

왜 첫 담배를 피웠나요?

_____

그때 누구와 같이 있었나요?

_____

담배맛과 냄새가 어땠나요?

_____

처음으로 담배를 피운 그 기분이 어땠나요?

_____

첫 담배를 다 피우고 나서는 기분이 어땠나요?

_____

그 뒤 왜 다시 담배를 피우게 되었나요?

_____

담배가 당신을 죽이고 재산을 낭비하게 하고 당신 삶을 통제하며, 흡연은 더럽고 역겨운 것이라고 흡연자들에게 아무리 말해봤자 금연하는 데 도움이 되지 않는다. 사실 흡연자들에게 그렇게 말하는 건 시간낭비다. 흡연자들은 이미 그 같은 사실을 알고 있기 때문에 공연히 가르치려 든다고만 생각할 것이기 때문이다.

▶ **흡연이 건강에 미치는 영향에 대해 당신이 잘 알고 있다는 것을 안다 그러나 더 중요한 것은 그 같은 지식이 당신이 금연하는 데 도움이 되지 않을 거라는 점이다**

자, 앞으로 나오는 내용은 당신만을 위한 것, 즉 사적인 것이다. 당신이 지금 서 있는 곳을 기록하는 것이다. 신속하고 솔직하게 이 과정을 통과하라. 그러고 나서 잊으라. 그다음 우리는 중대한 일을 시작할 것이다. 그건 바로 당신 자신을 자유롭게 하는 방법을 다루는 것이다!

앞에서 하루에 몇 번이나 피우는지 답했으니까 이제 왜 담배를 끊고 싶은지 이야기해보자. 금연하고 싶은 이유를 열심히 생각해보고

빈 공간에 작성해보라.

금연하고 싶은 이유

건강이 나빠질까봐 걱정하는가?　◯ 예　　◯ 아니오

그렇다면, 특히 무엇을 걱정하는가?

_____

_____

_____

_____

　걱정하지 말라. 우리는 금연을 하기 위해 건강 문제에 초점을 두지는 않을 것이다. 하지만 금연을 하면 건강상 좋은 게 많다. 담배를 끊고 나서 곧바로 신체적으로 매우 좋은 이점을 많이 누리게 된다는 것은 아주 좋은 일이다. 흡연자일 때는 정상이라 여겼던 기침, 호흡 곤란, 두통, 부비강(두개골 속의 코 안쪽으로 이어지는 구멍) 통증이 담배를 끊으면 빠르게 사라지는 것이다.

　인체는 기적적인 회복 능력을 갖고 있어서 흡연을 멈추면 암 및 심장질환과 같이 건강을 심각하게 위협하는 위험 요소가 크게 줄어든다. 아마도 당신은 이미 건강이 심하게 좋지 않아서 고통받고 있을 것이다. 이미 손상을 입었고 너무 늦었다고 생각한다면, 다시 생각하라.

금연에는 결코 늦은 때란 없다

흡연을 중단한 지 몇 분 만에 몸은 스스로 치유되기 시작한다.

금연하면 얻을 수 있는 이점은 이처럼 분명하다. 당신은 금연의 이점을 보다 더 분명하게 알게 해주는 다음의 정보에 관심이 있을 것이다. 금연으로 건강상의 보너스를 얻는 데는 몇 년이 걸리지 않는다. 치유는 금연한 이후 곧바로 시작되는 것이다. 정말 좋지 않은가?

금연 후 20분

혈압과 맥박이 정상으로 돌아온다.

→ 이것은 무엇을 의미하는가?

혈압이 상승하고 맥박이 빨라지면 심장에 부담을 주기 때문에 심장마비 위험이 높아진다. 그러나 금연하는 순간, 심장마비의 위험은 극적으로 감소한다.

금연 후 8시간

혈액 내 일산화탄소 수치가 절반으로 줄어든다.

→ 이것은 무엇을 의미하는가?

흡연하면서 들이마시게 되는 일산화탄소는 시간 지각의 왜곡과 정신 운동과 시각의 장애를 유발할 수 있으며 인지 기능에 부정적인 영향을 줄 수도 있다. 하지만 혈액의 일산화탄소 농도를 낮추면 이러한 문제를 줄일 수 있다. 일산화탄소는 폐에서 산소의 섭취를 감소시킨다. 일산화탄소의 수치가 높을수록 산소의 수준은 낮아진다. 산소는 신체의 모든 에너지 시스템을 가동시키는 데 필수적이다. 따라서 일산화탄소 수준을 줄이면 향상된 에너지 수준을 경험할 수 있다.

금연 후 24시간

일산화탄소가 몸에서 제거된다. 심장마비의 위험은 절반으로 줄어든다.

→ 이것은 무엇을 의미하는가?

심장마비 가능성이 절반 정도로 떨어지는 것도 아주 좋은 일이지만, 그뿐 아니라 지구력이 좋아지고, 피로도가 낮아지며, 운동 후 회복 능력이 개선되고, 운동할 때 심박동수가 적어지기 때문에 향상된 운동 능력을 기대할 수 있다.

금연 후 48시간

99%의 니코틴이 몸에서 제거된다.

→ 이것은 무엇을 의미하는가?

니코틴은 중독성이 높을 뿐만 아니라 신체에 많은 불쾌한 부작용을 유발한다. 니코틴은 혈압과 발작 가능성을 높인다. 니코틴을 제거하면 이러한 증상을 없앨 수 있다.

금연 후 1개월

외관이 좋아진다. 피부를 창백하게 보이게 했던 잿빛이 사라지고 주름이 줄어든다.

→ 이것은 무엇을 의미하는가?

당신은 이제 그 전보다 훨씬 더 좋아 보일 것이다. 그리고 당신 스스로도 그렇게 느낄 것이다. 다른 사람들도 곧 당신이 좋아졌다는 걸 알게 될 것이다.

금연 후 2~21주

혈액순환이 개선된다.

→ 이것은 무엇을 의미하는가?

혈액순환이 잘 되지 않으면 항상 발이 차고, 피부 회복이 느리며, 사지 절단으로 이어질 수 있는 레이노병(발작을 특징으로 하는 혈관 장애)과 말초혈관병(PVT, peripheral vascular disease)에 걸릴 수도 있는 등 수많은 문제가 발생한다. 흡연을 중단하면 이러한 순환 장애가 발생할 위험이 줄어든다.

금연 후 21주 이후

폐암과 심장마비로 인한 위험이 크게 줄어든다.
모든 폐암 사망의 80%는 흡연으로 인한 것이다.

→ 이것은 무엇을 의미하는가?

당신은 더 오랫동안, 더 행복하게, 더 건강하게 사는 삶을 즐길 수 있게 된다.

출처: BUPA

당신은 돈 걱정을 하고 있나요? ◯ 예   ◯ 아니오

당신이 걱정하든 걱정하지 않든 당신이 금연함으로써 얻게 되는 것을 계산해봅시다. 이것은 전자담배, 스누스, 패치, 기타 니코틴 제품에도 적용됩니다. 많은 니코틴 중독자들은 그들이 쓰는 돈을 과소평가합니다.

1. 니코틴을 위해 소비하는 일일 지출액을 계산하십시오.

    _____

2. 1번 답에 7일을 곱해 한 주의 지출 비용을 계산하십시오.

    _____

3. 2번 답에 52주를 곱하십시오. 이것이 당신이 니코틴을 위해 1년 동안 쓰는 돈입니다.

    _____

금연하면 이 여분의 큰 돈을 매년 진정 당신이 즐거워하는 일에 쓸 것이다.

4. 이제 몇 년 더 살고 싶은지 적어두십시오.

_____

4번의 수치에 3번의 수치를 곱하십시오.

합계: _____

이것이 당신의 남은 생애 동안 담배에 소비할 금액이다.

▶ **일평생 이 돈으로 누릴 수 있는 모든 즐거운 것들을 생각하라!**

오해하지 말라. 돈에 대해 생각한다고 당신이 금연할 수 있는 건 아니다. 하지만 당신이 금연하면 즐겁게 쓸 수 있는 보너스를 계산해보면 정말 기분 좋지 않은가?

흡연이 당신의 외형과 냄새에 영향을 미칩니까?　◯ 예　　◯ 아니오

이 중 당신에게 해당되는 것은 무엇입니까? 잠시 거울을 보고 체크하십시오.

◯ 총기 없는 눈

◯ 칙칙한 피부

◯ 잿빛 안색

◯ 입 주변의 주름

◯ 누래진 치아

◯ 웃을 때 기침을 하거나 숨쉬기 힘들어 쌕쌕거림

◯ 다른 사람들이 당신 몸에서 나는 냄새를 알아차림

◯ 다른 사람들이 당신 머리에서 나는 냄새를 알아차림

대부분의 흡연자가 처음에는 담배를 피우는 게 멋있어 보인다고 생각하는 것은 아이러니한 일이다. 그러나 곧 그들의 손과 치아에는 누런 얼룩이 보이고, 그래서 남의 시선을 의식하기 시작한다. 당신의 자신감은 떨어진다. 구취와 옷에 밴 퀴퀴한 담배 냄새도 마찬가지로 영향을 미친다.

오해하지 말라. 이러한 사실이 흡연을 중단하는 데 도움이 되는 것은 아니지만, 당신이 금연하면 얻을 수 있는 대단한 보너스이다. 금연하면 노화가 멈추고 오히려 젊어지는 쪽으로 금세 뒤바뀌기 때문이다.

▶ 금연하면 훨씬 더 자신감이 생길 것이다

당신은 사랑하는 사람들에 대해 책임감을 느낍니까?　○ 예　　○ 아니오

자신에게 마음을 써주는 사람들과 자기가 마음을 쓰는 사람들에게서 받는 압력으로 인해 많은 흡연자들이 금연하려고 하거나 적어도

금연한 척을 할 것이다. 자녀가 담배를 피우게 된다거나, 혹은 자녀가 담배를 피우는 엄마나 아빠를 잃을까봐 두려워하기를 원하는 부모는 아무도 없을 것이다. 특히 금연했다고 말했는데 실패해서 몰래 담배를 피우려고 할 때 엄청난 죄책감에 시달린다. 이러한 사실이 담배를 끊는 데 도움이 되는 것은 아니지만, 니코틴 중독에서 탈출하면 이러한 죄책감과 거짓말로부터 자유롭게 되는 멋진 보너스가 생긴다.

▶ 금연하면 더 이상 거짓말을 하거나 죄책감을 느끼지 않아도 된다

흡연자라는 게 그냥 지루해졌습니까? ◯ 예 ◯ 아니오

많은 흡연자들에게는 이상하게 보일 수 있겠지만, 이쯤 피웠으면 충분히 피웠다는 사람들이 있다. 그들은 특히 돈이나 건강상의 위험에 대해 걱정하지 않고, 남들의 시선도 신경 쓰지 않는다. 그들은 단지 흡연자로서 사는 게 지루해져서 이제는 자유로워지기를 원한다.

당신은 이러한 사람들이 금연하는 게 세상에서 제일 쉬운 일이라고 생각할 것이다. 그렇지 않은가? 흡연이 자발적으로 이루어진 것이라면, 당신이 흡연을 즐기고 있다는 느낌이 멈추자마자 논리적으로 나타날 다음 단계는 담배를 그만 피우는 것이다. 그럼에도 그들은 금연하지 않는다. 또는 적어도 그들은 금연하려고 노력하지만 실패한다. 하지만 여기 좋은 소식이 있다.

▶ 방법을 알면 쉬운 게 금연이라는 사실이다

흡연의 노예 같아서 지긋지긋합니까?　◯ 예　　◯ 아니오

많은 흡연자들이 금연하기 전까지 자신들이 얼마나 많이 통제를 받으면서 살고 있었는지를 깨닫지 못한다. 그러나 많은 사람들이 그렇게 통제를 받으면서 살고 있다. 또한 그들은 즐겁지도 않은 그 일을 계속해서 다시 해야 하는 게 엄청난 좌절감을 안겨준다는 것도 잘 알고 있다. 그들은 금연을 해야 하는 셀 수 없이 많은 논리적인 이유가 있음에도 자기는 금연을 할 수 없다고 생각한다. 마치 자신들의 더 나은 판단에 대해 정반대로 행하도록, 즉 흡연하도록 강요받는 것처럼 말이다.

물론 아무도 담배를 피우라고 강제하지 않는다. 당신의 머리를 향해 총을 들고 "지금 담배를 피우라!"고 말하는 사람은 아무도 없지 않은가? 하지만 당신은 금단증상 때문에 공허감과 불안감을 느낄 때마다 내게는 선택권이 없다고 생각한다. 그리고 다음 담배에 손을 뻗는 자기 자신을 발견하게 된다.

이것이 니코틴 중독이 작동하는 방식이다. 니코틴 중독은, 중독자가 자기 자신을 비참하게 만드는 바로 그 니코틴에서 안도감을 찾게

하는 것이다. 어린 시절부터 엄청난 세뇌를 받았기 때문에 우리는 흡연이 일종의 즐거움이나 의지처라고 믿게 된다. 사실 중독의 본질은 우리로 하여금 출구를 볼 수 없는 감옥이라는 덫에 걸리게 해서 도주하려고 노력하면 할수록 더 노예처럼 느껴지게 하는 것이다.

분명 여전히 당신은 흡연하면 어떤 즐거움이나 유익이 있을 거라 생각할 것이다. 그러나 걱정하지 말라. 그 문제를 곧 다룰 것이다.

▶ 담배를 끊는다는 것은 노예생활을 끝내는 것을 의미한다

당신 이야기의 마지막으로 가봅시다. 당신은 지금까지 왜 담배를 끊을 수 없었던 겁니까? 기억할 수 있다면 당신이 담배를 끊기 위해 얼마나 시도를 많이 했는지 그 횟수를 적어보십시오.

_____

그다음 그렇다면 얼마 동안 담배를 끊었는지 가장 긴 시간과 가장 짧은 시간을 적으십시오.

_____

담배를 끊으려는 시도에는 의지력이 필요했나요?	◯ 예	◯ 아니오
금단증상을 겪었습니까?	◯ 예	◯ 아니오
대체품을 사용했습니까? 예를 들면 니코틴 패치?	◯ 예	◯ 아니오
희생한다는 생각이 들었거나 박탈감을 느꼈습니까?	◯ 예	◯ 아니오
다른 것으로 자신에게 보상을 해주었습니까? 예를 들면 단 것?	◯ 예	◯ 아니오
체중이 늘었습니까?	◯ 예	◯ 아니오
스트레스를 더 받고, 과민해졌습니까?	◯ 예	◯ 아니오
가끔 담배를 피우는 흡연자(casual smoker)가 되려고 했습니까?	◯ 예	◯ 아니오

위 질문 중 하나에라도 "예"라고 답했다면 그것은 다음 사실을 보여줍니다.

▶ 당신은 잘못된 방법으로 금연하려고 했던 겁니다

직설적으로 들렸다면 죄송합니다. 분명 당신은 어마어마한 노력을 기울였을 겁니다. 그러나 이제 당신에게 금연을 위한 올바른 방법을 제시함으로써 노력에 대한 보상이 있도록 해드리겠습니다.

기억하라. 희생하고 있다는 생각 또는 박탈감 없이, 그리고 금단증상 없이 당신은 쉽게, 고통 없이, 영구히 담배를 끊을 수 있다. 더구나 이 방법은 의지력을 요구하지 않는다.

▶ 다른 모든 금연법은 의지력에 의존한다
앞으로 그것들을 총칭해서 '의지력 방법'이라고 하겠다

무거운 스프링 문이 달린 방에 갇혔다고 상상해보라. 그런데 당신은 문을 밀지만 경첩이 있는 쪽을 밀고 있다. 문틈만큼 열려고 해도 모든 노력이 필요하며, 힘이 없어지면 문은 다시 닫힌다. 이것이 의지력을 사용해서 담배를 끊으려고 할 때 일어나는 일이다.

당신에게는 경첩에서 먼 쪽을 밀어야 한다고 말해줄 사람이 필요하다. 그러면 문을 쉽게 열 수 있을 것이다. 함정에 빠져본 적이 없는 사람은 누구라도 탈출 방법을 매우 쉽게 알 수 있다. 그러나 당신이 함정에 빠지면 그 함정은 모든 것을 현실과 반대인 것처럼 보이게 만드는 거울처럼 기발하게 당신을 속일 것이다.

▶ 이것이 정확히 당신이 서 있는 곳이다
바로 니코틴 중독이라는 함정

모든 지침을 따르면 쉽게 탈출할 수 있다. 첫째, 함정의 본질을 이해해야 한다.

"당신의 모든 변명은 사라질 겁니다. 모든 두려움도 사라질 거고요.
당신에게는 말 그대로 담배를 피울 이유가 없게 되는 것이지요. 그리
고 당신은 당신이 그렇게 된 것을 좋아할 겁니다. 자유는 아름다운
것입니다. 그러니 시도해봐야 하지 않겠습니까? 역겨운 중독 이외에
우리가 무엇을 잃겠습니까?"

에이미(미국 워싱턴 주 밴쿠버)

당신의 개인적인 계획

이 책의 끝에 도달하기까지 각 장의 마지막 페이지를 다시 보고 당신이 읽은 모든 것을 이해했는지 확인해야 합니다. 아래 네모칸에 체크 표시를 하되 불편한 항목은 남겨두십시오. 맨 밑에 박스는 체크하지 마세요. 그것은 이 책의 마지막에서 행할 최종적인 확인 단계로서 당신의 "자유로운 비행을 위한 점검"입니다. 당신이 뭐든 놓친 게 있는 것 같으면, 그 내용이 있는 곳으로 돌아가서 다시 읽은 다음, 체크하지 않았던 나머지 항목들에 다시 체크하면 됩니다.

○ 담배를 끊어야 할 타당한 이유가 많이 있다

○ 계속 담배를 피울 이유가 없다

○ 담배를 계속 피우는 유일한 이유는 니코틴 중독이다

○ 담배를 피움으로써 얻는다고 생각한 모든 즐거움이나 유익함은 단지 환상일 뿐이다

○ 금단증상으로 인한 공허감과 불안감은 담배를 피운다고 해서 나아지지 않는다. 오히려 공허감과 불안감은 흡연 때문에 생긴다

○ 첫 번째 지침: 모든 지침을 따르라

자유로운 비행을 위한 점검

○ 모든 내용을 분명히 이해했다

18장에서 지침이 있을 때까지는 여기에 체크하지 마십시오.

제2장

니코틴 함정

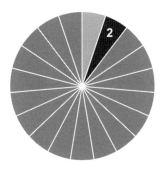

니코틴 함정은 기발한 속임수에 의존하고 있다. 그것은 최악의 적을 가장 친한 친구라고 믿게 하는 능력이다.

두 번째 지침

☞ 열린 마음을 유지하라

의심스럽다면, 걱정 말라. 이 단계에서 의심스러운 게 있다면 그건 지극히 자연스러운 것이다. 그래서 사실, 책을 읽는 동안 모든 것에 대해 질문을 하는 게 무엇보다 중요하다. 질문 대상에는 흡연에 대해 기

존에 알고 있다고 생각했던 모든 것들이 포함된다. 당신이 마음을 열면 진실이 드러날 것이다.

> "알렌 카는 흡연을 포기하는 것이 어렵다는 신화를 깨뜨립니다."
>
> 〈더타임스The Times〉

자기가 속았다고 생각하고 싶어하는 사람은 없다. 당신은 바보가 아니다. 당신은 무언가가 당신에게 언제는 좋고, 언제는 좋지 않은지를 완벽히 감지할 수 있다. 당신이 당신에게 해를 입힐 뭔가에 빠지는 유일한 이유는 당신이 그것을 선택했기 때문이다. 그렇지 않은가?

그렇다. 아무도 당신에게 강제로 담배를 피우게 하지 않는다. 이것이 니코틴 함정의 독특성이다. 즉 당신을 당신 자신의 간수로 만드는 것이다. 이게 평범한 속임수가 아니라는 것은 이미 충분히 많은 사람들이 그 덫에 걸려듦으로써 입증되었다.

▶ **고도의 지적 능력을 지닌 많은 사람들이 즐거움 또는 지나친 의존의 대상으로 담배가 필요하다고 생각하도록 속아 넘어갔다 그렇게 생각하는 한 그들은 영원히 그 함정에 빠져 있을 것이다**

담배를 끊으면 얻을 게 많다고 굳이 당신에게 말할 필요가 없다. 건강, 돈, 외모, 정직, 자부심 같은 것 말이다. 실제 흡연에 대한 논쟁은 매우 강력하지만, 매일 수백만 명의 사람들이 그 주장을 무시하고 있다.

▶ 왜 그럴까?

우리가 금연의 이점들에 대해 생각하는 유일한 시간은 우리가 담배를 끊으려고 할 때뿐이다. 우리는 금연을 하는 동기로서 그 같은 금연의 이점들을 사용하기 위해 노력한다. 그렇다. 우리는 금연할 때 자기가 벗어나고 싶어서 애쓰는 그것들에 초점을 맞춘다. 그러나 그것들이 오히려 우리를 두렵게 한다. 흡연자들이 그런 두려움을 경험하면 가장 먼저 하는 일이 무엇인가? 담배를 피우는 것이다!!

이처럼 흡연의 부정적인 측면에 집중하면 금연이 더 쉬워지기는커녕 오히려 더 어려워진다. 그러므로 이젠 흡연의 부정적인 측면은 무시하라. 대신, 금연을 하면 얻는 혜택을, 자유를 향해 탈출할 때 받게될 멋진 보너스라고 생각하라.

▶ 흡연의 부정적인 측면을 생각하는 게 금연하는 데 도움이 됐다면 당신은 이미 금연자가 되어 있을 것이다

1. 감옥의 안전함

장기수들 사이에서 흔히 발생하는 증후군이 있다. 장기수들 중 많은 사람들이 석방된 후에 곧 다시 범죄를 저지른다는 것이다. 장기수가 석방된 후 다시 범죄를 저지른 이유는, 그들이 이번에는 잡히지 않을 수 있다고 생각하기 때문이 아니다. 오히려 그들이 '감옥의 안전함(security of prison)'을 그리워하기 때문이다. 장기수들은 감옥의 안전함에 대해서는 잘 알고 있지만, 반면에 자유의 세계는 그들에게 익숙하지 않기 때문에 오히려 자유로운 세상을 두려워하는 것이다.

이 같은 장기수 증후군은 기침을 심하게 하는 흡연자가 분명 흡연을 통해 기쁨을 얻지 못하면서도 왜 계속해서 담배를 피우는지를 이해하는 데 도움이 된다. 그것은 다음의 한 단어로 요약할 수 있다.

▶ 두려움

흡연자로서 당신은 두 가지 두려움 사이에서 벌어지는 줄다리기에 빠져들게 된다. 당신은 흡연이 당신에게 미치는 영향을 두려워할 뿐만 아니라, 의지처로 여기는 그 담배 없이 살아가는 것도 두려워하는 것이다.

"어떻게 사회적으로 중요한 일들을 즐길 수 있을까?"

"어떻게 휴식을 취할 수 있겠는가?"

"어떻게 집중을 할 것인가?"

"어떻게 금연할 의지력을 발휘할 수 있을까?"

"어떻게 금단증상이라는 트라우마에 대처할 것인가?"

"어떻게 스트레스에 대처할 것인가?"

실습

비흡연자로서의 삶

몇 분 동안 두려움에 대해 생각해보십시오. 당신은 무엇을 그리워하게 될 거라고 생각하나요? 그것을 아래에 기입하십시오.

> 완전히 정직하십시오. 이 단계에서는 금연이 희생을 포함한다고 생각하는 게 오히려 지극히 정상적입니다. 여기에 얼마나 많이 열거하든 그것은 상관없습니다. 1개든 21개든 그것은 우리가 더 자세히 살펴보아야 할 필요가 있는 것입니다.

1. _____
2. _____
3. _____
4. _____
5. _____
6. _____
7. _____
8. _____
9. _____
10. _____
11. _____
12. _____
13. _____
14. _____
15. _____
16. _____
17. _____
18. _____
19. _____
20. _____

2. 두려움의 줄다리기

그 두려움의 줄다리기에서 왜 담배를 피우는 쪽이 그렇게 자주 승리하는 것일까? 흡연자들은 왜 흡연이 그들에게 뭔가를 행할 수 있도록 결국 기회를 내주고 마는 걸까?

여기에는 다음의 두 가지 답이 있다.

1) 흡연자들은 자기 머리를 모래에 묻는다.

흡연과 관련된 건강의 위험에 대해 그들은 "그런 일은 나한테는 일어나지 않을 것"이라고 말하지만, 자기 자신이 어쩔 수 없이 담배를 피우며 살아야 하는 데 대한 두려움에 빠져 있음을 스스로 알고 있기 때문이다.

2) 흡연자는 흡연하겠다고 스스로 선택하지 않는다.

그들은 니코틴에 중독되어 흡연을 계속해야 하는 것일 뿐이다.

이 두려움의 줄다리기는 흡연이 당신을 위해 뭔가를 한다는 거짓 인식하에서 만들어진 것이다. 즉 흡연이 즐거움이나 의지처가 되어주기 때문에 금연이 엄청 어렵다는 것이다. 하지만 그 같은 잘못된 믿음을 버리면 당신은 금연에 대한 두려움을 없앨 수 있다.

▶ 사실 이 두려움의 줄다리기의 양쪽 모두는
단 한 가지에 의해 초래된 것이다. 바로 담배다

사실 대부분의 흡연은 아무런 생각 없이 이루어진다. 흡연자는 담배 연기를 빨아들일 때마다의 그 모든 한 모금씩을 다 맛보는 것이 아니다. 우리가 정말로 담배를 의식하고 있는 유일한 시간은 그것이 우리를 불행하게 만들거나 담배를 피우지 않을 때뿐이다. 이게 뭐가 즐겁단 말인가? 담배를 피우고 있을 때 당신은 자기가 흡연을 하고 있다는 사실을 모르고 있거나, 자기가 흡연을 하지 않았으면 좋겠다고 생각한다.

▶ 흡연이 그렇게 중요하다고 생각될 때는
당신이 흡연을 할 수 없을 때뿐이다

3. 세뇌

그렇다면 이 잘못된 믿음은 어디서 오는 것일까? 우리는 왜 흡연으로부터 뭔가 긍정적인 것을 얻는다고 생각하는 걸까? 흡연이 우리에게 즐거움이나 의지처가 돼준다고 믿는 데 기여하도록 영향을 주는 것은 많이 있다. 그것들은 우리로 하여금 금연은 확실히 어렵다고 생각하게 만드는 잘못된 믿음이기도 하다.

부모님

의료 전문가

또래 집단

담배 광고 및 제품 배치

다른 흡연자들

전 흡연자들(Ex-smokers)

안티흡연 단체

위 목록의 마지막 두 가지를 보고 놀랐을 것이다. 그러나 우리 중 대부분은 금연을 하기 위해 겪었던 고통과 비흡연자로 남기 위해 매일 직면하게 되는 도전에 대해 주저하지 않고 이야기하는 '확 바뀐' 흡연자들을 만나왔다. 그 모든 이야기를 듣고 나면 금연이 쉽다고 생각할 가능성이란 거의 없다. 그런 사람들이 오히려 우리로 하여금 결코 자유롭게 되지 못할 거라 확신하게 하는 것이다!

안티흡연 단체 역시 금연이 어렵다고 끊임없이 주장하고, 금연하려면 엄청난 의지력을 지녀야 하며, 니코틴을 끊도록 대용품을 많이 챙겨야 한다고 요구한다. 그들은 또한 흡연이 습관, 즐거움, 의지처이며, 흡연의 부정적인 측면에 초점을 두는 게 당신에게 도움이 된다는 신화를 영속화시킨다.

4. 처음으로 돌아가기

1) 니코틴 함정은 당신 집 지붕에서 슬레이트를 훔쳐서 당신에게 되파는 조련사와 같다

첫 담배에 불을 붙인 순간 우리는 처음으로 니코틴을 우리 몸에 받아들인다. 담뱃불을 비벼 *끄고* 니코틴이 혈류에서 빠져나갈 때 우리는 아주 약간의 공허감과 불안감을 느낀다. 그것은 거의 느껴지지는 않지만 무언가가 빠져 있다고 느끼게 하기에는 충분한 것이다. 흡연자가 항상 안도감을 찾으려고 하는 게 바로 이 느낌 때문이다.

▶ 우리는 첫 담배가 만들어낸 그 느낌을 줄여보려고 담배를 피운다

니코틴 금단증상에 의해 약간의 불편함이 야기되고, 흡연하면 니코틴이 다시 체내에 들어오기 때문에 담배가 일시적인 안도감을 만들어내고 우리는 그것을 즐거움으로 잘못 해석한다. 그러나 우리가 담배를 *끄자마자* 다시 니코틴 금단증상이 시작되고 불안한 느낌이 돌아온다. 그래서 평생의 불행의 사슬이 시작된다.

▶ 흡연은 불안감을 진정시키지 못한다
오히려 흡연이 불안감을 야기한다!

이 점을 완전히 이해하는 것이 중요합니다. 모든 중독과 마찬가지로, 니코틴 함정은 희생자들을 속여서 그들 스스로가 불행을 초래하는 바로 그 지점에서 안도감을 찾을 수 있다고 믿게 만듭니다.

이 점을 완전히 이해할 때까지 이 페이지를 다시 읽은 다음, 완전히 이해했다면 체크하십시오. ○

즐거움과 의지처와 안도감이라는 이 환상이 나중에 어떻게 전개되는지 살펴볼 것이다. 그러나 여기서 우리는 우선 이 환상이 어떻게 시작되었는지를 이해할 필요가 있다.

5. 육체적인 느낌

하지만 니코틴 금단증상이 가져다주는 느낌이 얼마나 나쁜가? 단지 그 느낌만을 살펴보라. 당신은 1장에서 매일 담배를 피우는 횟수를 적었다. 이것은 당신의 몸이 그 동일한 횟수만큼 니코틴 금단증상을 겪는다는 것을 의미한다. 당신이 줄담배를 피우는 흡연자라면 금단증상이 일어나기도 전에 벌써 담배에 불을 붙이고 있을 것이다. 그러나 밤에 잠을 자면 어떻게 되는가? 당신은 담배를 피우지 않고 밤을 지날 때 금단증상으로 고통스러워하며 몸부림치는가?

다음에 담배를 피우려는 욕구를 느낄 때 육체적, 정신적인 느낌에 대해 생각해 보십시오.

금단증상에 대한 육체적인 느낌은 너무나 가볍기 때문에 대부분의 흡연자는 그런 느낌을 받고 있다는 사실조차도 모르고 있다. 그들은 갑작스런 작은 고통과 가볍고 허전하며 불안한 느낌을 경험한다. 이러한 느낌은 다음 번 담배 한 대를 피우는 것에 대해 생각하도록 유도한다. 이지웨이는 이 느낌을 다음과 같이 부른다.

1) 작은 니코틴 괴물

이 작은 니코틴 괴물은 거의 존재하지 않을 정도로 미약하다. 잠들었을 때는 이 작은 니코틴 괴물을 의식하지 않기 때문에 그게 우리를 괴롭히지 않는다. 즉 의식이 있을 때만 문제가 되는 것이다. 이 작은 니코틴 괴물이 우리 마음속에 사는 또 다른 큰 괴물을 자극하기 때문이다.

당신은 한때는 요정과 산타클로스 할아버지가 있다고 믿었을 것이다. 그런데 그들이 존재하지 않는다는 것을 알게 된 이후에 그들의 존재를 다시 믿을 수 있겠는가?

2) 큰 니코틴 괴물

흡연 중독은 육체적으로는 1%, 정신적으로는 99%이다. 이 99%가 바로 큰 괴물이다. 이 큰 괴물은 당신의 마음 가운데 세뇌된 부분으로 작은 괴물의 작은 울음소리를 "나는 담배를 원해!"라고 해석한다. 그러므로 만약 당신이 담배를 가지고 있다면 당신이 할 일은 작은 괴물에게 그것을 먹이로 주는 것뿐일 것이다.

3) 작은 괴물을 죽이는 건 쉽다

흡연 중독이 99% 정신적인 측면에서 이루어지기 때문에 니코틴 패치와 껌이 효과가 없는 것이다. 즉, 그것들은 문제의 1%만 해결한다. 당신이 해야 할 일은 니코틴을 몸에 넣는 것을 멈추는 것뿐이다. 그러면 괴물은 금방 죽을 것이다. 그렇지 않고 큰 괴물을 죽이겠다면서 의지력 방법을 사용해서 담배를 끊으려고 하니까 실패하는 것이다.

이지웨이는 의지력을 필요로 하지 않는다. '알렌 카의 이지웨이'의 목표는 당신을 니코틴 함정에 가두고 있는 모든 세뇌를 풀어 큰 괴물을 파괴하는 것이다.

함정에서 벗어나려면 잘못 이해했던 것들부터 바로잡아야 한다. 그것은 전적으로 당신의 통제하에 있다. 당신에게는 선택권이 있다. 이제 다시는 담배를 피울 수 없다는 생각에 비참해질 수도 있고, 앞으로 다시는 담배를 피우지 않으리라는 생각에 흥분하거나 마냥 신이 날 수도 있다. 하지만 이보다 중요한 것은 당신이 괴물을 죽이는 게 쉽다는 사실을 깨달았다는 것이다.

세 번째 지침

☞ 흥분되고 신이 나는 느낌으로 시작하라

당신의 개인적인 계획

나는 니코틴 함정의 본질에 대해 다음과 같은 점을 읽고 이해했습니다.

- ○ 두 번째 지침: 열린 마음을 유지하라
- ○ 두려움이 흡연자를 계속 함정에 빠뜨린다
- ○ 담배를 피울 수 없을 때만 흡연이 중요해 보인다
- ○ 앞서 피운 담배로 인한 불편을 덜기 위해 담배를 피운다
- ○ 중독은 육체적인 측면(작은 괴물)이 1%, 정신적인 측면(큰 괴물)이 99%이다
- ○ 세 번째 지침: 흥분되고 신이 나는 느낌으로 시작하라

――― 자유로운 비행을 위한 점검 ―――

○ 모든 내용을 분명히 이해했다

18장에서 지침이 있을 때까지는 여기에 체크하지 마십시오.

제3장

신화

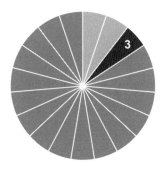

이 장에서는 2개의 상충되는 견해가 제시되는데, 당신은 진리와 환상을 쉽게 구분하는 방법을 배우게 될 것이다. 일단 상황을 있는 그대로 보고 나면, 함정에서 탈출하는 게 쉬워진다.

이 단계에서 회의감이 느껴지더라도 걱정하지 말라. 의심을 품는다는 건 좋은 것이다. 당신이 마음속에 분명히 받아들일 때까지는 모든 것에 대해 의문을 제기하라. 그러나 "그처럼 회의적이 되는 게 이지웨이라는 금연법이 효과를 발휘할 수 있다"는 가능성에 당신이 마음을 여는 것을 막지는 않도록 하라. 결국 당신이 잃을 것은 무엇인가?

▶ 흡연을 위한 핑계는 계속 바뀌지만 진짜 이유는 없다

▶ 우리가 담배를 피우려는 진짜 이유는 첫 담배가 만들어낸
  공허감과 불안감을 끝내려고 애를 쓰기 때문이다

▶ 담배가 그 같은 갈망을 야기한 것이다
  그러나 사람들은 이러한 사실들을 믿지 않는다

✓ 1장에서는 흡연자가 담배를 피우는 일반적인 이유를 열거하고 당신에게 해
  당하는 것을 체크하도록 했습니다. 그 목록을 다시 보고 당신이 여전히 동의
  하는 것에 체크하십시오.

○ 맛이 좋다   ○ 자신감을 준다

○ 의식을 즐긴다   ○ 그냥 항상 해왔던 거니까

○ 편안해진다   ○ 흔들 수 없을 것 같은 습관이다

○ 스트레스 해소에 도움이 된다   ○ 인생은 한 번뿐이니까

○ 사교적이다   ○ 나의 선택권을 행사하는 것이다

○ 체중 조절이 가능하다   ○ 흡연자가 더 재미있다

○ 담배 피우는 모습을 좋아한다   ○ 담배에 대한 갈망을 줄여준다

○ 집중하는 데 도움이 된다

당신은 이제 이 책을 3장 앞부분까지 읽었다. 그리고 이미 당신이
체크했던 몇 가지에 대해 질문을 하기 시작할 것이다.

대부분 우리는 생각조차 하지 않고 담배를 피운다. 하지만 우리가 멈추고 그것에 대해 생각할 때 우리는 드디어 신화를 보게 된다.

◆ 그의 고백: 마크(글래스고)

저는 15세 때부터 담배를 피우기 시작했어요. 첫 담배를 피웠던 게 어제 일처럼 기억이 나네요. 저는 모퉁이를 돌면 나오는 집에 살았던 학교 친구와 함께 있었고, 우리는 자전거를 타고 있었습니다. 친구는 엄마 것 중에서 훔쳐온 담배 두 개비를 꺼내서 하나에 불을 붙이더니 잠시 머뭇거리다가 제게 넘겨주었습니다. 저는 그걸 제 입술에 넣었고 너무 힘들게 숨 쉬었던 것을 기억합니다. 많은 연기를 들이마시고 나서 5분 동안이나 질식과 구토를 했습니다. 그것은 내가 맛본 것 중 가장 역겨운 것이었지만, 제 친구는 웃으면서 다시 피우도록 담배를 내밀었죠. 창피했던 저는 그 담배를 받아서 몇 번 뻐끔뻐끔 피웠습니다.

다음 번에 함께 자전거를 타러 나갔을 때 제 친구는 담배 한 갑을 가지고 왔고, 우리는 함께 앉아서 담배를 피웠습니다. 저는 제가 그 맛에 익숙해졌다는 것과 어른이 됐다는 느낌에 자랑스러웠어요. 저는 그렇게 앉아서 그동안 보아왔던 흡연자들의 모습, 즉 담배를 입술에서 떼어내서 담뱃재를 터는 그 모습을 흉내내고 있었습니다.

2주째가 되자 저는 제가 그 맛을 즐기기 시작했다는 느낌이 들었고, 파티에 갔을 때 담배를 피우다 보니 더 자신감도 생기고 편안해지는 것 같았습니다. 저는 스스로 담배를 구매하기 시작했고, 이 새로 발견된 '즐거움'에 들어가는 비용에 대해 깨닫기 시작했습니다. 수많은 금연 시도에도 불구하고 저는 첫 아이가 태어난 35세 때까지 흡연자로 남아 있었죠. 저는 아이가 유독가스를 마시게 하고 싶지 않았습니다.

저는 제가 흔들 수 없는 '습관'이라고 생각했던 것을 걷어차는 데 도움이 될 방법을 찾아나섰고 '알렌 카의 이지웨이'를 발견했습니다. 그들이 제게 처음으로 말한 것은 "흡연은 습관이 아니라 중독이다"라는 것이었습니다. 그 말이 제 눈을 열어주었고, 클리닉 코스에 1회 참석한 후에 금연했습니다.

마크의 이야기는 매우 익숙한 이야기이다. 담배에 대한 인식이 시간이 지남에 따라 어떻게 변하는지를 잘 보여주지 않는가? 그 주목할 만한 변화 과정은 다음과 같다.

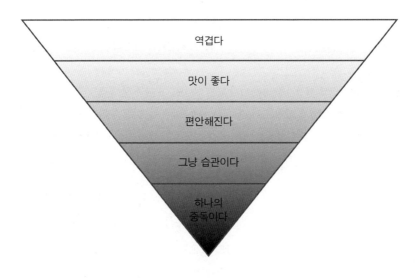

당신은 위 단계 중 어디에 와 있는가?

담배에 대한 흡연자의 인식은 지금까지 맛본 것 가운데 가장 역겹다고 느꼈던 데서, 그 맛이 좋아졌다가, 편안하게 해주고 자신감을 심어주는 것으로, 그냥 습관적으로 하는 무언가로, 그리고 중독의 하나로 바뀐다.

그러나 담배는 변하지 않으며, 흡연자가 처음으로 불쾌하게 뻐끔뻐끔 피웠던 것을 계속 유지해야 할 진짜 이유도 없다.

▶ 이것을 우리는 니코틴 중독이라 부른다

> 영국의 성인 가운데 약 1000만 명이 흡연자다. 남성의 21%, 여성의 19%가 담배를 피운다. 부모가 담배를 피우면 그 자녀가 흡연할 가능성이 더 크며, 흡연에 대한 부모의 태도가 청소년의 흡연 여부에 중요한 요인이 된다.

흡연을 하면서 애초의 역겹다는 인식이 바뀌는 것은 설명하기가 쉽다.

1. 맛이 좋다

담배맛을 습득하려던 마크의 자존심은 실제로 잘못 인식된 것이다. 그는 아무것도 얻지 못했다. 그는 자신의 감각을 무시했고, 그 결과 흡연이 독이라고 그 자신에게 말해주는 보호장치를 잃어버렸다. 그의 몸은 독약에 대해 점점 더 관용을 베풀었으며 미각을 잃어버렸다.

2. 편안해진다

마크가 흡연 시 편안해지고 자신감이 생겼다고 느낀 이유는 담배를 피우지 않을 때 불편하고 불안정하다고 느꼈기 때문이다. 이러한 불편한 감정은 이전에 피운 담배 때문에 그리고 니코틴이 몸으로부터 빠져나갔기 때문에 생겨난 것이다. 흡연은 단지 부분적으로만 그 같은 감정을 완화시키기 때문에 비흡연자처럼 진정으로 편안해하거나 자신감을 느낄 수는 없었을 것이다.

3. 그냥 습관이다

흡연자들이 흡연을 즐긴다거나 흡연이 자신감을 가져다준다고 말하기를 그만두게 되면 "흡연은 그냥 습관일 뿐"이라고 말함으로써 자기 변명을 한다. 그들은 한때는 그렇게 생각했지만 이제는 담배가 즐거움이나 의지처가 되어주지 않는다고 생각한다. 하지만 스스로 왜 흡연을 하는지 이해할 수가 없다.

4. 하나의 중독이다

위 단계 중에서 오직 첫 번째와 마지막 인식만 정확하다. 흡연으로 불쾌감을 느끼면서도 계속 담배를 피우는 유일한 이유는 니코틴 중독 때문이다. 나머지는 전부 다 큰 괴물을 만드는 신화의 요소들일 뿐이다.

담배를 피우기 위해 사고방식을 바꾸는 게 쉬웠던 것처럼, 단지 다시 반대로 사고방식을 바꾸기는 쉽다. 당신이 그 방법을 알고 있다면 말이다.

5. 본능 Vs. 지성

미각을 잃게 됐다는 것은 우리의 지성이 자기가 손해를 봤다고 느낀 그 본능을 어떻게 우회하도록 하는지를 보여주는 예이다. 대부분의 동물은 생존을 위해 본능에 의존하고 있으며, 인간도 마찬가지다. 두려움, 고통, 굶주림, 공포감, 이것들은 포식자, 부상, 기아 및 독으로 인한 위험을 피할 수 있게 도와주는 무의식적인 반응의 네 가지 예이다. 그러나 인간에게 독특한 것은 그의 지성이다. 인간의 지성은 우리로 하여금 이성을 설명하고 합리화하고 전달할 수 있게 한다. 그러나 이 지성은 또한 본능을 무시할 수 있게 해준다.

담배를 피우는 것에 대한 마크의 반응은 본능적이었다. 그의 몸은 독약을 거부하기 위해 경련을 일으켰다. 그가 이 같은 자신의 본능에 주의를 기울였다면 자기 인생에서 또 다른 불만을 품지 않았을 것이다. 그러나 그의 지성은 본능이 말해주는 것에 대해 참아야 할 이유가 있다고 말했고, 시간이 지남에 따라 그의 몸은 계속해서 독을 거부했지만, 독에 대한 포용력도 키웠다.

때때로 잠시 담배를 피우지 않고 있을 때 담배가 어떻게 당신을 엉망으로, 피곤하게, 아프게 하는지 알아챘는가? 그것들은 당신 몸이 독약을 거부하려고 애썼기 때문에 일어나는 일이 아닌가?

지성은 놀랍다. 그것은 동물의 왕국에서 인류에게 무수히 많은 이점을 제공한다. 그러나 우리의 지성이 허위 정보, 즉 신화를 먹는다면, 그것은 엄청나게 파괴적인 힘이 될 수 있다.

▶ 미래의 세대가 약물 중독자가 되게 하는 사회 프로그램

니코틴 함정에 빠지기 전, 우리는 담배를 피울 필요가 없었다. 그러나 일단 니코틴 함정에 빠지면, 우리는 자신이 맞닥뜨리게 되는 상황을 담배를 피우게 하는 촉발제로 받아들이는 일을 반복하게 된다.

흡연은 긴장을 풀어주고, 집중하게 해주며, 지루함과 스트레스를 덜어주고, 더 자신감을 갖도록 도와준다는 것을 확신하기에 아주 많은 상황에서 자동적으로 담배에 손을 댄다. 물론 우리는 담배가 (니코틴 금단증상으로 인한) 불편함을 덜어준다는 것을 감지하고, 그것이 긴장을 풀고, 집중하고, 지루함을 극복하고, 스트레스를 풀고, 자신감을 가지도록 돕는다고 믿도록 우리를 속인다는 것을 감지한다.

우리가 이것을 더 많이 경험할수록 담배가 우리를 돕는다는 믿음이 더 커지므로 담배를 피우면 안도감을 느끼는 것이다.

6. 신화의 매듭을 풀라

우리의 임무는 흡연에 관한 잘못된 정보, 즉 여전히 당신으로 하여금 78쪽에 있는 몇 가지에 체크하게 하는 그 신화를 올바른 정보로 대체하는 것이다. 그렇게 함으로써 당신이 결코 담배를 원하지 않았거나 담배가 필요하다고 느끼지 않았던, 즉 당신이 흡연자가 되기 이전의 그 행복했던 상태로 다시 돌아가게 된다.

당신에게 제시한 두 번째 지침은 열린 마음을 유지하는 것이었다. 우리는 미친 사람이 하는 말 같은 다음과 같은 말로 흡연에 대해 심하게 세뇌를 당한다.

▶ 흡연을 즐기는 흡연자는 없다

지금까지 담배를 피우는 행복한 사람들의 이미지를 받아들이지 않았던가? 하지만 "흡연을 즐기는 흡연자는 없다"는 진술이 진실일 가능성에 마음을 열어두라.

결국, 즐길 수 있는 건 무엇인가? 더러운 맛? 극도로 불쾌한 냄새? 당신의 건강과 재산에 미치는 피해?

▶ 여기서 처음으로 당신에게 물어볼 때 당신이 이 책이 말하는 모든 것을 전부 다 받아들일 거라 예상하지는 않는다

▶ *질문하라. 검토하라. 그리고 당신이 의심의 여지 없이 진실을 볼 수 있다고 생각하게 될 때까지 모든 각도에서 살펴보라*

담배에 대해 당신이 알고 있다고 생각했던 모든 것들에 대해 똑같이 그렇게 확실히 하라. 진실이 곧 나타날 것이며, 일단 당신이 진짜 그림을 보게 된다면 결코 다시는 바보가 되지 않을 것이다.

다음 페이지에는 단단히 붙잡힌 믿음에서 사실에 근거한 다른 믿음으로 마음을 다시 움직이는 것이 얼마나 쉬운지를 보여주는 실습이 있다.

실습

여기 불규칙한 검은색 모양이 있습니다. 검은색 모양을 열심히 보십시오. 무슨 메시지가 보입니까?

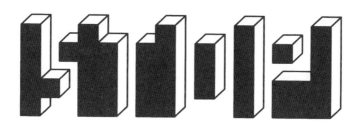

처음에는 건물 블록처럼 보일 수 있습니다. 그렇다면 다시 보십시오. 이번에는 반쯤 감은 눈으로 도형을 보십시오. 단어가 나타날 수 있습니다. 머리를 뒤로 또는 한쪽으로 조금 움직이거나 좀 멀리서 보면 도움이 될 수 있습니다. 'STOP'이라는 단어가 나타날 것입니다.

이 말은 갑자기 나타난 게 아닙니다. 계속 존재하고 있었습니다. 그것을 볼 수 없었다면 그 이유는 당신이 불규칙한 검은색 모양을 보고 있다고 생각했기 때문일 겁니다. 결국 당신은 스스로 그렇게 생각한 것입니다. 그래서 주위의 모양보다는 검은색에 집중하고 있었던 것입니다.

니코틴 함정도 비슷한 방식으로 작동합니다. 그것은 당신이 현실에 거꾸로 초점을 맞추게 합니다.

그러나 'STOP'이라는 단어를 한 번 볼 수 있으면, 앞으로도 항상 볼 수 있습니다. 동일한 원칙이 흡연에 관한 진실에 적용됩니다.

▶ **당신이 환상을 한 번 꿰뚫어 봤다면**
  결코 다시는 그 환상에 속지 않을 것이다

7. 환상을 믿으면 뭐가 잘못된다는 말인가?

두뇌가, 담배가 우리에게 즐거움이나 의지처가 되어준다는 속임수에 넘어갔다면, 그 속임수가 진실이 아니라는 게 중요할까?

전설에 따르면 타조는 위험의 첫 신호에 반응해 모래에 머리를 묻는다.

하지만 타조가 그 위험한 신호를 볼 수 없다고 해서 그 위험이 사라지는가? 물론 그렇지 않다. 진실을 아는 편이 더 낫지 않겠는가? 큰 위험이 도사리고 있다. 이것은 삶과 죽음의 문제다. 그렇다. 지금은 머리를 모래에서 꺼내야 할 때다.

> 모든 흡연자는 흡연의 직접적인 결과로 조기에 사망할 확률이 높다. 그렇게 인생이 단축되는 것뿐만이 아니다. 삶의 질 또한 진작부터 악화된다.

중독의 본질이 무엇인가? 중독은 건강과 부를 위협하는 끊임없는 두려움을 보지 못하게 한 채 중독자를 불행의 소용돌이에 빠지게 한다. 우리는 자기 자신이 단지 애처로운 마약 중독자라는 사실을 알게 된다.

▶ 이 불행의 소용돌이에서 빠져나올 수 있는
유일한 방법은 약 복용을 중단하는 것이다

> note

8. 공허감

불안은 인간의 자연적인 상태다. 청소년기의 불확실성, 성인기의 책임감에 이르기까지 세상으로부터 전해오는 충격으로부터 우리는 안심할 수 없는 공허한 느낌을 받기 쉽다. 흡연은 편안함, 이완 및 강한 정체성을 제공한다는 신화로 두뇌를 세뇌시켜버렸다. 대부분의 젊은이들은 조만간 흡연을 시도한다.

니코틴이 몸에서 빠져나가면서 금단증상을 경험하게 되면 우리는 새로운 공허감을 느끼게 된다. 두 번째로 피우는 담배는 그 공허감을 채우는 데 어느 정도 도움이 되고, 안전하고 만족스럽다는 느낌도 야기한다. 니코틴 함정은 이런 식으로 희생자를 만들어왔다. 흡연자가 '즐기려는' 모든 것은 실은 자신이 그저 비흡연자인 것처럼 느끼고 싶은 것일 뿐이다. 그러나 담배는 단지 첫 번째 담배로 인해 생긴 나쁜 느낌을 없애줄 뿐이다.

금단증상이 있을 때마다 공허감이 커지므로 흡연자는 구제받기 위해 더 많은 양을 복용해야 한다. 그들은, 완전한 구제를 얻는 유일한 길이 담배를 끊는 것임을 깨닫지 못한다.

담배가 우리에게 무언가를 준다는 믿음을 가질수록 흡연이 더 많이 요구될 뿐이다. 우리는 나이가 들면서 담배를 더 피우게 되는데 이것은 자연스러운 현상이다. 그게 중독의 본질이기 때문이다.

실습

다음에 담배를 피우게 될 때 무슨 느낌이 드는지 각별히 주의를 기울이십시오.

완전히 편안하게 해주나요?	◯ 예	◯ 아니오	◯ 아마도
충분한 만족감을 얻습니까?	◯ 예	◯ 아니오	◯ 아마도
느낌이 오랫동안 지속됩니까?	◯ 예	◯ 아니오	◯ 아마도
이전에 피운 담배로 인한 불편함을 그냥 없앤 것일 뿐임을 알고 있습니까?	◯ 예	◯ 아니오	◯ 아마도
그 담배가 단지 또 다른 불편한 감정을 만들어냈다는 것을 이해합니까?	◯ 예	◯ 아니오	◯ 아마도

9. 벌레잡이풀

중독은 그 혈통으로 보건대 그 교묘함 때문에 치명적인 기발한 함정을 내포하고 있다. 그것은 벌레잡이풀이 보여주는 자연의 경이로움과 같다. 이 식물은 곤충을 감미로운 냄새와 함께 육식성 약실로 끌어들인다.

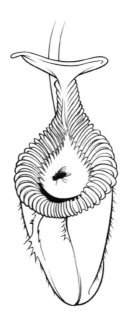

파리는 처음 벌레잡이풀에 착륙할 때 위험에 대해 전혀 알지 못한다. 파리는 오로지 달콤한 꿀만 신경 쓰며, 원한다면 언제든 벌레잡이풀에서 벗어나 멀리 날아갈 수 있다는 것을 알고 있다. 그러나 왜 날아가고 싶어해야 하는가?

꿀은 맛있다. 그래서 파리는 벌레잡이풀 속으로 더 깊숙이 들어가서 점점 더 많은 꿀을 섭취하고, 어느새 난처한 상황에 빠지게 됐음을 깨닫게 된다. 빛이 보이는 쪽으로 되돌아가려고 시도하지만 꿀에 매달리느라 도망갈 수 있는 기회를 자꾸만 놓친다.

파리는 미끄러져 들어가고 잔치는 계속된다. 너무 늦었다. 파리는 오히려 그 식물에 먹히고 있음을 깨닫는다.

파리가 그 사실을 깨달았을 때는 이미 문제가 발생한 뒤이다. 너무 늦었다. 파리는 갇히고 말았다.

당신은 언제 갇혔다는 것을 깨달았는가? 당신과 파리 사이에는 중요한 차이점이 있다. 파리는 벗어날 수 없었다. 그러나 당신은 도망갈 수 있다. 그러므로 이 책을 계속 읽으시라. 당신에게는 좋은 소식만 있다.

희생자를 니코틴 함정에 끌어들이는 유혹은 벌레잡이풀의 꿀보다 훨씬 더 미묘하다. 달거나 맛있지도 않고, 냄새가 고약하며 육체적으로 혐오감을 불러일으킨다.

재미있는 것은 젊을 때는 담배에 결코 푹 빠지지 않을 거라며 확신한다는 것이다. 당신이 그렇게 생각했던 것을 기억하는가?

우리는 흡연자가 담배로부터 무언가를 얻어야 한다고 확신한다. 그렇지 않으면 왜 흡연자가 그것을 참아내야 할까?

이러한 세뇌 없이는 모든 사람들이 처음의 한 모금 이후에 멈출 것이다.

그러나 그 시점부터 니코틴 함정은 벌레잡이풀과 같이 작동한다. 그러나 흡연자들은 자기가 함정에 빠졌다는 것을 깨닫지 못한다. 하지만 그들은 분명 함정에 빠져 있다. 일부 흡연자는 이 사실을 결코 깨닫지 못한다.

▶ **당신은 자기가 함정에 빠져 있음을 깨달았을 때만 담배를 끊으려고 애쓸 것이다**

▶ **함정에서 탈출하는 데 너무 늦은 때란 없다**

니코틴 함정은 육체적인 덫이 아니다. 정신적인 것이다. 아무도 당신을 계속 감옥에 가두지 않는다. 그것은 니코틴 함정의 기발한 재간일 뿐이다.

니코틴 함정은 신화를 사용해서 당신을 자기 자신의 교도소장으로 만든다. 그러나 이것은 니코틴 함정의 약점이기도 하다. 당신이 선택하기만 하면 언제든지 탈출할 수 있기 때문이다. 당신이 해야 할 일은 인식을 바꾸는 것뿐이다. 그럼 니코틴 함정은 확 열릴 것이다.

▶ **탈출은 쉽다!**

실습

비흡연자가 당신을 보는 것처럼 당신 스스로를 감지하도록 노력하십시오.

당신이 헤로인 중독자가 아니라면 헤로인을 몸에 주입한다는 생각은 아마도 당신에게 공포심을 심어줄 것입니다. 왜 헤로인 중독자가 바늘을 자기 몸에 꽂으려는 욕망을 갖게 됐는지 생각해보십시오. 헤로인 중독자들이 금단증상이라는 파괴적인 과정을 겪는 것이나, 다음 번의 헤로인 한 방을 원할 때의 그 트라우마와 자포자기를 지켜보는 것은 끔찍한 일입니다.

당신은 그들의 욕망을 부러워합니까? 또는 당신은 그들을 동정합니까? 당신은 한편으로는 자기 자신은 헤로인 중독자들과 같은 고통을 겪지 않아도 된다면서 안심하고, 다른 한편으로는 그들이 중독의 실체를 보도록 돕기를 원합니까? 헤로인 중독자들에게 중독이 끊임없는 불행의 소용돌이라는 것을 전해주고 싶습니까?

당신이 그렇게 헤로인 중독자를 보듯이, 비흡연자들도 당신을 그렇게 똑같이 볼 것입니다.

당신이 중독상태를 충족시키기 위해 달려가는 거리, 담배 없이 지낼 때의 상태, 당신이 낭비하는 돈, 당신의 건강에 해가 되는 손상, 아무것도 이루어지고 있는 것은 없지만 그래도 끊겠다는 그 애처로운 약속, 극도로 비참한 노예의 상태에서 힘 없이 복종하는 것을 말입이다.

비흡연자의 시각으로 자기 자신을 보는 시간을 가지십시오. 정직하십시오. 아래에 비흡연자들이 당신을 어떻게 생각하는지 써보십시오. 예를 들면 약에 의해 통제되는 사람으로 본다든지 하는 것 말입니다.

_____

_____

_____

_____

당신의 개인적인 계획

나는 흡연 신화에 대해 다음과 같은 점을 읽고 이해했습니다.

○ 니코틴 함정은 흡연자가 진실을 뒤집어서 믿게 만든다

○ 흡연은 미각을 얻는 게 아니다. 미각을 잃는 것이다

○ 흡연은 편안함과 자신감을 주지 않는다. 오히려 중독 때문에 불안해지도록 만든다

○ 끊임없는 불행의 소용돌이를 멈출 수 있는 유일한 길은 담배를 끊는 것뿐이다

○ 탈출하기에 너무 늦은 때란 결코 없다

○ 탈출은 쉽다 (이에 대해서 여전히 회의적으로 생각하고 있더라도 걱정하지 마십시오. 다만 이것이 진실일 거라는 가능성은 받아들이십시오)

─── 자유로운 비행을 위한 점검 ───

○ 모든 내용을 분명히 이해했다

18장에서 지침이 있을 때까지는 여기에 체크하지 마십시오.

제4장

자유를 향한 첫걸음

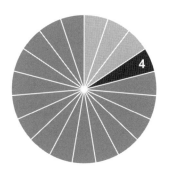

당신은 행복한 비흡연자가 되는 방향으로 나아가고 있다. 이때 당신은 반드시 놀라운 유익을 얻게 되리라는 점을 분명히 인식하고 마음속에서 생기는 의심을 제거해야 한다. 사고방식을 바꾸려면 흡연 욕구를 제거해야 한다. 큰 괴물을 죽일 필요가 있는 것이다.

큰 괴물은 작은 괴물의 외침을 "나는 담배를 원해!"라고 해석한다. 실제로, 큰 괴물은 그와 같은 방식으로 다른 많은 신호들을 그릇되게 해석한다. 예를 들면 굶주림, 신경질, 피곤함, 흥분, 이완 및 스트레스 등을 말이다.

하지만 이 모든 반응들은 음식, 휴식, 보안, 수면, 아드레날린, 위안, 싸움 및 비행(flight)과 같이 몸이 뭔가 특별한 것을 필요로 할 때 나타나는 본능적인 신호들이다. 중독된 마음만이 이 같은 신호들에 대해 니코틴을 필요로 한다고 해석하는 것이다.

> 흡연자들은 니코틴 금단증상으로 인해 공허감과 불안감을 느낀다. 하지만 비흡연자들은 결코 그 같은 고통을 겪지 않는다. 이것은 자유라는 대단한 보너스 가운데 하나이다.

작은 괴물이 죽은 후에도 굶주림, 피곤함, 신경질, 흥분, 이완 및 스트레스에 대한 본능적인 신호가 당신의 남은 생애 동안 당신의 두뇌에 계속 전달될 것이기 때문에, 당신은 큰 괴물을 죽여야 한다. 그렇지 않고 큰 괴물이 여전히 그 신호들을 "나는 담배를 원해!"라고 해석한다면 이때 옵션은 다음의 두 가지밖에 없다.

옵션 1: 흡연을 다시 시작함으로써 평생 불행해지는 쪽으로 다시 발길을 돌린다
옵션 2: 남은 인생 동안 평생 담배를 갈망하면서 고통스럽게 산다

이것이 의지력 방법으로 금연할 때의 두 가지 옵션이다. 그러나 이지웨이는 세뇌를 풀어 큰 괴물을 죽이는 것을 도와준다. 당신은 이미 니코틴 함정이 어떻게 현실을 거꾸로 보게 만드는지를 살펴보았다. 당신은 니코틴 함정이 만들어내는 그 환상을 꿰뚫어보기 시작한 것이다. 이것이야말로 자유를 향한 첫걸음이다.

실습

78쪽으로 돌아가십시오. 바꾸고 싶은 답이 있습니까?

"의지력은 전혀 필요하지 않았습니다. 저는 담배를 전혀 그리워하지 않으며 매일매일 자유롭게 살게 된 것에 대해 하나님께 감사드립니다."

루비 왁스

1. 흡연자와 비흡연자의 차이점

왜 흡연자들은 자기 자신에게는 그러지 못하면서 안타까운 헤로인 중독자를 위해서는 확실한 해결책을 알고 있다고 생각할까? 그렇다면 비흡연자의 눈으로 자기 자신을 보면 흡연이 당신에게 무엇을 하고 있는지 알 수 있지 않겠는가? 그렇지만 이렇게 비흡연자의 눈으로 보지 않고 흡연자로서의 자기 눈으로 스스로를 보면 이야기는 그렇게 단순하지가 않다.

이것은 흡연자와 비흡연자의 근본적인 차이점에서 기인한다.

▶ 욕구

비흡연자는 흡연자와 동일한 세뇌를 받았으며, 일부는 그것을 받아들였을 것이다. 흡연자가 아닌 삶을 살아온 많은 사람들은 여전히 흡연이 일종의 즐거움이나 의지처가 된다는 신화를 믿을 것이다. 그러나 그들은 여전히 세계 최고의 살인자를 스스로에게 주지 않기로 결정한다.

그들은 흡연자와 달리 그들의 판단이 중독에 영향을 받지 않기 때문에 이렇게 할 수 있다

흡연자와 비흡연자의 차이점은, 비흡연자는 중독에 의해 세뇌를 강화하지 않았다는 것이다

▶ 물론 당신은 담배를 피운 후 기분이 더 나아졌다고 느낀다! 그렇다면 당신은 니코틴 중독자다!!

그러나 당신이 피우는 담배 하나하나가 불행을 영속시킨다. 결코 불행을 완화시키지 않는다.

이 책의 목적은 단순히 담배를 끊는 것을 돕는 게 아니다. 많은 사람들이 담배를 끊었다가 나중에 다시 피운다. 우리의 목표는 당신이

영구적으로 담배를 끊도록 돕고, 더 중요한 것은 당신이 '행복한 비흡연자'가 되도록 보장해주는 것이다.

대부분의 흡연자들은 흡연에 호의적인 주장보다는 흡연을 반대하는 주장에 더 무게를 두기는 하지만, 여전히 담배를 계속해서 피우고 있다.

때로 이러한 인식이 금연을 하도록 유도하기는 하겠지만, 의지력 방법을 사용해서 금연을 시도하는 경우, 찬반 주장과 상관없이 여전히 흡연 욕구가 있기 때문에 거의 항상 함정에 빠지게 된다.

▶ **이지웨이는 흡연이라는 유혹을 무릅쓸 힘,**
즉 의지력을 요구하지 않는다. 오히려 그 유혹을 완전히 제거해준다

그렇게 함으로써 우리는 당신이 비흡연자가 되고, 계속 비흡연자로 살도록 할 수 있다.

▶ **영구히**

비흡연자들은 흡연 욕구가 없으며, 처음 실험 삼아서 담배를 피울 때까지는 담배를 피우지 않는다.

작은 괴물의 작은 울음소리를 "나는 담배를 원해!"라고 해석하는 두뇌의 큰 괴물이 담배를 피우는 욕구를 만드는 것이다. 그것은 니코틴 중독일 뿐이다.

이 유혹을 보다 자세히 조사해보자.

2. 흡연이 당신에게 해주는 게 무엇인가?

우리는 당신이, 흡연이 당신을 위해 무엇을 한다고 생각하는지 살펴보았다. 이제부터는 사실을 조사해보자.

▶ 부정적인 측면 중 일부

중독성이 매우 강함
돈이 많이 듦
강력한 독
세계 최고의 살인자
무기력증, 호흡 곤란 및 면역력 저하
신경계 파괴
용기, 자신감 및 집중력 감소
심한 기침과 천명(쌕쌕거림)을 일으킴
끔찍한 맛과 냄새
운동을 어렵게 만들고, 매력적으로 보이지 않게 만듦
치아, 입술과 손을 얼룩지게 함
주름을 일으킴

구취를 일으킴

피부와 안색을 파괴함

수치심과 죄책감을 불러일으킴

조기에 노화시킴

다른 가족 구성원에게 담배를 피우도록 권함

▶ 긍정적인 측면

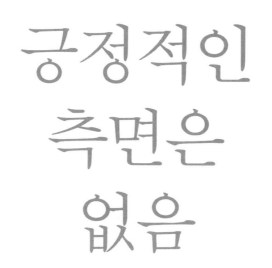

그렇다. 담배는 정말로 당신에게 아무런 도움이 되지 않는다.

▶ 담배를 피운다고 기분이 고취되지 않는다!

일부 흡연자는 이에 동의하지 않는다. 그들은 담배를 피우면 가끔 어지럽다고 말한다. 그것은 기분이 고취된 게 아니다!! 그것은 산소 결핍과 중독에 의한 것일 뿐이다. 그래도 그 '어지러움'이 그렇게 너무 좋다면 세상없어도 원을 그리며 돌아다니면서 시간을 보내라! 그건 돈이 들지 않고, 당신의 인생을 통제하지 못하며, 당신을 죽이지도 않을 것이다. 하지만 솔직히 말해서 그것은 그다지 재미있는 일은 아니지 않은가?

니코틴 중독에 비해 왜 헤로인 중독의 부정적인 측면은 그렇게 쉽게 알아보는가? 그래도 담배는 너무 매력적으로 보이는가? 대답은 당신의 거실에 있다. 다음에 TV에서 영화나 드라마를 보기 위해 휴식을 취할 때 이 페이지를 펴놓고 등장인물이 담배를 피울 때마다 메모하라. 흡연이 묘사되는 방식에 대해 생각해보라. 긍정적인 이미지인가? 아니면 부정적인 이미지인가?

프로그램	긍정적	부정적
	○	○
	○	○
	○	○
	○	○
	○	○
	○	○
	○	○
	○	○

담배 광고가 금지되었다고 생각한다면 다시 한 번 생각해보라. TV와 영화는 여전히 "흡연이 당신에게 즐거움을 선사한다"는 신화를 영원히 지속시키는 엄청난 일을 하고 있다. 이는 헤로인이 묘사되는 방식과는 극명하게 대조된다.

헤로인	흡연
중독	쿨함
빈곤	풍요
불결한 상태	화려함
노예	행복
질병	힘
약함	터프함
죽음	용기

이제 영화나 TV 드라마에서 아래와 같은 사건을 발견할 때마다 메모하십시오.

- 흡연자의 기침
- 니코틴이 착색된 손
- 누런 치아
- 입냄새 때문에 남자 영웅에게 키스하기를 거부하는 여자 영웅(혹은 그 반대의 경우)
- 담배가 떨어져서 패닉상태에 빠진 흡연자
- 그들의 미래에 대해 두려워하는 흡연자가 사랑하는 사람
- 중독에 좌우되는 흡연자의 행동과 분위기
- 그르렁그르렁 하는 흡연자의 웃음소리

▶ 흡연에 관한 진실은 스크린에 좀처럼 나타나지 않는다

흡연이 묘사되는 방식에 주의를 기울여보면 그 편향이 명확히 보인다. 아래 블록에서 'STOP'을 발견했듯이, 당신이 무슨 일이 일어나고 있는지를 한번 보기만 하면 모든 것이 분명하게 드러난다.

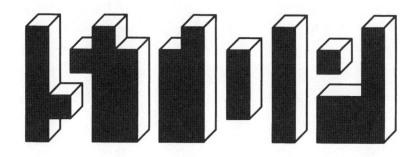

그러나 일상생활에서 우리는 TV나 의료진 등 신뢰할 수 있는 출처를 통해 정보를 들으면 그 내용을 분석하기는 하지만, 그 정보에 대한 실제적인 조사는 하지 않은 채 그 정보를 받아들인다.

그래서 우리는 흡연에 대한 왜곡된 인식을 발전시킨다. 우리가 계속 담배를 피우도록 기득권자들이 제시한 그 인식 말이다.

이제는 흡연에 관해 얻은 정보를 살펴보기 시작했으므로 신화에 대한 생각을 제거하고 실제적인 그림을 살펴볼 수 있다.

이러한 사고방식의 변화야말로 니코틴 중독을 끝내는 열쇠다.

그처럼 사고방식이 바뀌면 흡연에 대해 생각할 때마다 "담배를 원하지만 그럴 수 없다"면서 박탈감을 느끼는 대신, "나는 자유롭고 담배를 피우고 싶지 않다"는 사실을 인식하며 기뻐할 수 있다.

3. 무엇을 잃어버렸는가?

니코틴 함정에서 벗어나게 하는 마음자세를 갖기 위해서는 큰 괴물을 죽여야 한다. 그러기 위해서는 먼저 중독의 주요 '동맹국'부터 언급해야 한다.

▶ 두려움

많은 흡연자들에게 왜 담배를 끊지 않느냐고 물어보면 그들은 자기가 금연할 수 없을까봐 두렵다고 대답한다. 실패에 대한 두려움이 그들을 붙잡고 있는 것이다.

한번 논리적으로 생각해보라. 담배를 끊는다면 당신에게 일어날 최악의 상황은 무엇인가? 당신은 금연에 실패해 여전히 흡연자로 남아 있다. 그렇다. 금연에 성공하려는 시도를 하지 않는다면 흡연자로 남아 있을 수밖에 없는 것이다. 실패의 두려움 때문에 흡연자로 남기를 선택하는 것은 비논리적이지 않은가? 당신은 사실상 이미 일어난 재앙을 두려워하고 있을 뿐이다. 당신은 흡연자다!

실패에 대한 두려움은 잘 활용할 수 있다. 배우들은 대사를 외우는 데 이 실패에 대한 두려움을 사용한다. 운동선수들은 열심히 훈련하기 위해 실패에 대한 두려움을 사용한다. 성공하는 데 도움을 주기 위해 실패에 대한 두려움을 사용할 수 있는 것이다. 당신이 진실에 대해 마음을 여는 데 이 실패에 대한 두려움을 사용하기를 권한다.

흡연자들이 금연에 실패할까봐 두려워한다는 사실은, 그들이 흡연자가 되기를 싫어하며, 살아가는 동안 흡연자로 남아야 한다는 생각이 그들의 마음을 절망으로 가득 차게 한다는 것을 입증해 보인다.

▶ 긍정적으로 생각하라!

이 책이 제안하는 모든 지침을 준수하면 실패하지 않는다. 그러므로 실패에 대한 두려움을 머릿속에서 *끄집어내고*, 비흡연자가 되어 금연으로 얻을 모든 긍정적인 이익에 집중하라.

네 번째 지침

☞ 절대로 금연하겠다는 당신의 결심을 의심하지 말라

---

4. 성공에 대한 두려움

왜 아무도 성공을 두려워하지 않겠는가? 같은 이유로 감옥에 오랫동안 수용되어 있는 사람은 바깥세상에서의 삶의 자유를 두려워한다. 이것은 당신의 '자유'에 대한 인식에 달려 있다.

많은 흡연자들에게 금연은 박탈과 비참을 암시한다. 그들은 금연하면 끔찍한 희생을 치르게 될 거라 믿도록 세뇌당했다.

그들의 작은 의지처인 담배가 없다면, 그들의 삶은 불안정함으로 가득 찰 것이고, 그들은 지금 그들의 삶의 방식대로 사는 것을 결코 즐길 수 없을 것이다.

그들은 건강상의 혜택과 절약을 위해 노력하기는 하지만, 내심 이미 실패할 것을 고대하고 있다.

그러나 안심하라. 당신이 비흡연자가 될 때 인생의 모든 것이 나아진다.

당신은 스트레스를 덜 받고, 좌절감을 잘 처리할 수 있으며, 더 많은 에너지를 갖게 되고, 더 편안해지고 더 행복해지며, 자신을 더 소중하게 여기고, 사회생활을 더 잘할 것이다.

▶ 긍정적으로 생각하라!

▶ 금연에 대해 두려워할 것은 아무것도 없다
  오직 금연으로 얻게 될 놀라운 유익만이 있다

실습

당신의 생각을 바꾸십시오.

실습을 위해 66쪽으로 돌아가서 당신이 금연과 관련해 적어둔 두려움을 상기하십시오. 이제 각각의 두려움을 순서대로 가져와서 긍정적인 대안을 상상해보십시오. 예를 들면, "난 다음 담배를 피우고 싶어서 입이 근질거리는 일이 없기 때문에 식사시간을 더 많이 즐기게 될 것이다"처럼 말입니다.

이 페이지를 사용해서 긍정적인 점을 적어보십시오.

1. _____

2. _____

3. _____

4. _____

5. _____

6. _____

7. _____

8. _____

9. _____

10. _____

11. _____

12. _____

13. _____

14. _____

15. _____

16. _____

17. _____

18. _____

19. _____

20. _____

성공에 대한 두려움은 우리와는 다른 흡연자들이 잘못된 금연 방법을 사용했을 때 겪은 경험에서 비롯된 것이다. 긍정적인 관점으로 비흡연자로서의 삶을 상상해보라. 그러면 당신은 당신이 성취하고자 하는 것에 대해 매우 흥분하기 시작할 것이다.

잠시 동안 이전 페이지에서 적어놓은 긍정적인 점을 숙고하고, 그것을 누리는 자신을 상상하도록 스스로에게 허용하라. 노예생활로부터의 자유와 당신의 인생을 즐기는 데 담배는 더 이상 필요 없다는 것을 인식함으로써 자신감을 얻으라. 그리고 담배는 결코 처음부터 인생을 즐기는 데 도움이 되지 않았음을 상기하라. 오히려 그 반대 아닌가? 담배는 당신의 인생을 더욱더 악화시켰을 뿐이다.

▶ **당신은 담배를 끊으면 힘들었던 시간은 쉬워지고 좋았던 시간은 더 좋아진다는 걸 알게 될 것이다**

세 번째 지침은 흥분과 기쁨으로 금연을 고대하라는 것이었다.

이 지침에 따라 불행하다는 느낌이나 우울하다는 느낌을 제거하는 것이 중요하다. 당신은 훨씬 더 행복한 삶의 방식으로 나아가고 있다.

평균적으로 담배 한 대를 피우면 예상 수명이 11분 단축된다. 미국질병통제예방센터(CDC)는 성인 남성 흡연자가 13.2세의 삶을, 여성 흡연자가 14.5세의 삶을 상실한다고 밝혔다.

이 통계는 이야기 전부를 말하지 않는다. 인생을 잃게 되는 것과 똑같이 인생을 불안정하게 함으로써 삶의 질이 철저하게 부정적인 영향을 받게 되기 때문이다. 당신의 삶의 질은 이미 흡연으로 인해 해를 입지 않았는가? 당신의 몸이 이미 대가를 지불하고 있음을 느낄 수 있는가? 이것은 나아지지 않는다. 점점 더 악화될 뿐이다. 이 사실들이 당신을 위협하게 해서는 안 된다. 그것들은 오히려 당신이 유쾌해져야 할 이유이다. 당신은 곧 자유로워질 것이기 때문이다!

당신의 개인적인 계획

나는 자유에 대한 나의 첫걸음에 대해 다음과 같은 점을 읽고 이해했습니다.

○ 흡연을 즐거움이나 의지처로 생각하게 하는 큰 괴물을 반드시 파괴해야 한다

○ 흡연자와 비흡연자의 차이점은, 비흡연자는 담배와 니코틴 금단증상으로 인한 불편을 겪지 않는다는 것이다

○ 흡연은 나에게 절대적으로 아무런 도움이 되지 않는다

○ 실패에 대한 두려움은 오히려 살아 있는 동안 흡연자로 남아 있고 싶지 않은 나의 생각을 증명해준다

○ 세뇌를 풀고 환상을 직시하면 성공에 대한 두려움이 사라진다

○ 네 번째 지침: 절대로 금연하겠다는 당신의 결심을 의심하지 말라

───── 자유로운 비행을 위한 점검 ─────

○ 모든 내용을 분명히 이해했다

18장에서 지침이 있을 때까지는 여기에 체크하지 마십시오.

제 5장

즐겁다는 환상

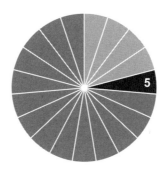

두 번째 지침은 열린 마음을 유지하는 것이었다. 담배를 피우는 이유가 무엇이든 간에 흡연은 당신에게 결코 아무것도 해주지 않는다는 사실을 받아들이는 것이 중요하다. 흡연을 함으로써 뭔가가 된다고 생각하게 되는 유일한 이유는 중독과 세뇌뿐이다.

니코틴 금단증상으로 인한 일시적이고도 부분적인 완화는 즐거움이라는 환상을 만들어낸다. 하지만 하루 종일 딱딱한 신발을 신은 채 걸어다니다가 벗어버리는 게 진정한 즐거움은 아니다. 그런 느낌을 경험하겠다고 일부러 딱딱한 신발을 신겠는가?

아무도 딱딱한 신발을 신는 것을 즐긴 적이 없는 것처럼,

▶ 흡연자들은 지금껏 담배를 피우면서 즐거운 적이 없었다

박탈감을 느낄 이유가 없다. 당신은 진정한 즐거움과 의지처를 포기하지 않았기 때문에 아무것도 희생한 게 아니기 때문이다.

1. 모습을 드러내라, 모습을 드러내라!

깔끔하게 차려입은 영업사원이 당신에게 마법의 물약을 팔려고 한다고 상상해보라. 그가 주장하는 그 물약은 집중력을 높이고 지루함을 덜어준다. 또한 스트레스를 완화하고 이완을 돕는다. 당신은 그 맛과 냄새를 좋아할 것이다. 또한 성적 매력을 높여준다고 기뻐할 것이다.

오, 그건 체중 감량에 도움이 될 테고, 당신의 인생과 영혼은 파티를 즐기게 될 것이다.

당신은 그를 믿을 것인가? 아니면 사기꾼으로 낙인찍겠는가?

담배업계는 수십 년 동안 이와 동일한 거짓 이야기를 늘어놓고 있으며, 흡연자들은 이를 계속 감추고 있다. 그러나 집중하는 데 도움이 되며, 잠시 쉬고, 긴장을 풀고, 편안하게 해준다고 주장하는 제품에 대해 뭔가 비린내가 난다는 사실을 알기 위해 특별히 열린 마음이 필요하지는 않다. 실제로, 당신은 그 같은 사실을 보기 위해 특별히 닫힌 마음이 필요하다.

▶ 중독으로 패닉이 되면 마음이 진실에 대해 문을 닫게 된다

당신이 환상을 직시하면 패닉이 사라진다. 그때가 되면 진정으로 편안해지는 게 무엇인지 재발견하게 된다.

> "안녕하세요, 미스터 카! 당신의 책은 제게 《성경》이나 마찬가지입니다. 그래서 지금 당신 책에 관한 글을 쓰고 있습니다. 저는 제가 예전에는 어땠으며, 오늘은 얼마나 기분이 좋은지 상기하기 위해 당신의 책을 갖고 다닙니다. 고맙습니다."
>
> 하이디 카피넨(스웨덴)

따라서 신화를 받아들이는 대신, 담배에 대해 즐겁게 생각해야 할 것들을 실제로 살펴봅시다.

맛

담배를 피우고 맛에 집중하십시오. 첫 담배가 어떤 맛이었는지 기억하십시오. 그 맛을 습득하기 위해 얼마나 힘들었습니까? 사실, 당신은 맛을 얻지 못했습니다. 당신은 그것에 면역되었습니다.

이제 담배맛이 어떻습니까?

그 맛이 좋습니까?	○ 예	○ 아니오

냄새

많은 흡연자들은 그들이 냄새를 즐긴다고 믿지만, 아직 다른 흡연자의 담배 또는 오래된 담배 연기 냄새는 견디지 못합니다. 비흡연자는 그 냄새가 역겹습니다. 당신이 실제로 그 냄새를 즐긴다고 해도, 그게 당신이 담배를 계속해서 피우는 충분한 이유가 됩니까? 많은 사람들이 장미향기를 좋아하지만, 삶에서 다른 장미향기를 결코 맡을 수 없다고 걱정하지는 않을 것입니다.

그 냄새가 좋습니까?	○ 예	○ 아니오

담배의 맛과 냄새에 초보인 흡연자의 혐오감은 본능적인 반응이다. 이 본능은 독성에서 우리를 보호하기 위해 자연적으로 설계된 것이다. 그러나 그 혐오감을 참아가면서 우리는 본능을 무효화하고, 신체는 다음의 보호 메커니즘으로 반응한다. 즉 담배가 주는 혐오감에 대해 관용을 구축하는 것이다.

그 후, 맛과 냄새에 대해 우리는 격렬한 혐오감을 느끼지 않으며, 우리는 그것들을 우리가 즐거움으로 인식하는 니코틴 금단증상의 '완화'와 관련짓기 시작한다.

이것은 우리가 실제로 맛과 냄새를 좋아한다는 환상을 만든다.

식후에 피우는 담배는 종종 "맛이 더 좋다"고 주장하지만, 식후의 담배도 같은 담뱃갑에서 나온 같은 담배일 뿐이다. 특별한 것은 그 식사 때 먹은 음식의 맛뿐이다.

특별한 담배들

> 당신에게는 특별할 거라 기대하거나,   ◯ 예   ◯ 아니오
> 특별하다고 생각하는 담배가 있습니까?

대부분의 흡연자는 일부 담배가 다른 담배보다 맛이 좋거나 기분이 좋을 거라고 주장합니다. 이것들은 자신의 특별한 담배이며, 하루 중 특정 시간이나 식후 또는 음료와 같은 특정 사건과 관련이 있는 담배입니다.

다음은 우리 클리닉에 참석하는 흡연자들 사이에서 가장 많이 인용되는 특별한 담배 목록입니다. 당신에게 해당하는 것들을 체크하고 하단에 다른 개인적인 즐겨찾기를 추가하십시오.

◯ 하루 중 첫 담배
◯ 아침에 커피 또는 차와 함께
◯ 식후
◯ 술 한잔 마시고
◯ 휴식시간에
◯ 쇼핑 후에
◯ 운동 후에
◯ 성관계 후에
◯ 기타 _____

_____

이제 이 목록을 자세히 살펴보십시오. 언급한 모든 특별한 담배들 가운데 공통점이 있습니까?

흡연자가 특별한 담배와 관련이 있는 경우를 연결하는 두 가지 공통적인 요소가 있으며, 그것들은 담배의 맛을 보는 방식과는 아무런 관련이 없다.

1) 그것들 모두 절제의 시간을 거친다

이 담배가 특히 만족스러운 것처럼 보이는 이유는, 작은 괴물이 그 다음 번을 위해 참은 후라서 그게 해소되면 평상시보다 기분이 더 좋아지기 때문이다. 특정한 시간이나 장소에 도달할 때까지 담배를 피우거나 담뱃불을 끄지 못하면 작은 괴물이 평소보다 더 오랫동안 울었을 것이며, 큰 괴물은 짜증을 낸다. 당신이 담뱃불을 밝힐 때의 '아아' 느낌은 두 괴물을 조용히 유지시키는 것 이상이다.

2) 비흡연자가 즐기는 상황과 대부분 일치한다

아무도 특별한 담배와 힘든 시기를 연관시키지 않는다. 비가 쏟아져 내릴 때 담배를 피우는가? 치과 방문 직전에 담배를 피우는 사람이 있는가?

특별한 담배는 거의 언제나 담배 없이도 즐거운 시간, 즉 잠깐의 휴식, 좀 긴 휴식, 사교 모임, 성관계를 마친 후, 잘 마친 일을 되돌아보는 시간과 관련이 있다. 니코틴 중독자들은 담배를 피우지 않고서는 이러한 순간을 즐길 수 없다. 이것은 '흡연'에 찬성하고자 하는 논쟁이 아니다. 이것은 오히려 흡연을 '반대'하는 가장 큰 주장 중 하나다.

당신이 담배를 끊었을 때 그 모든 경우에 실제로는 담배 없이도 즐길 수 있음을 발견하게 될 것이다.

예를 들어 운동을 마친 후 기분이 좋을 거라 상상해보라. 일을 마치고 스스로 자신의 등을 두드려주라. 그리고 흡연함으로써 건강하다는 기분을 망치려는 욕구를 갖지 않은 것을 자축하라.

◆ 그의 고백: 벤(런던)

저는 하루에 20개비를 피우는 흡연자였지만, 항상 특별히 두드러진 담배 하나가 있었습니다. 저는 한 잔의 맥주와 함께 그 담배를 술집에서 피울 것이고, 전 단지 제 자신이 풀어지는 것을 느낄 것입니다. 전 업무가 끝나자마자 그 담배를 기다리고 있을 것입니다. 그러나 술집에 가기 전에 담배를 피우고 싶지는 않을 거예요. 그건 제가 원하는 그 담배와 동일한 담배가 아니니까요. 늦게까지 일해야 한다면, 저는 나가서 술집에 도착해 맥주 500cc를 시키고 자리에 앉을 때까지 기다릴 겁니다. 항상 같은 술집이었고, 항상 같은 맥주였고, 가능하다면 항상 같은 자리였습니다. 그 순간에 누군가가 담배를 나에게서 빼앗으려 했다면 저는 그 담배를 돌려받기 위해 아마도 싸우기까지 했을 거예요.

그러나 그 술집이 규정을 바꿔 금연구역으로 되었죠. 그래서 저는 술집 안에서 더 이상 담배를 피울 수 없었고 밖에 나가야 했습니다. 그것은 단지 예전과 같지 않았습니다. 그때가 겨울이었다는 사실도 도움이 되지 않기는 했지만, 저만의 모든 시나리오가 취소된 겁니다. 저는 아주 우울하다는 것을 깨달았고, 흡연은 더 이상 기쁨을 주지 못한다는 것도 깨달았습니다. 그래서 금연했습니다. 그러나 저는 여전히 그 좋아했던 담배를 그리워했죠.

금연하고 약 한 달 후, 직장 동료와 함께 그 술집을 지나가고 있었는데 동료가 500cc 한 잔 하겠느냐고 물었습니다. 저는 운전을 해야 해서 술을 마실 수 없었지만 함께 있어주겠다면서 오렌지주스를 주문했습니다. 우리가 앉아서 이야기를 나눌 때, 저는 제가 항상 담배와 맥주를 함께 생각하면서 풀어지는 감정을 느꼈음을 깨닫고 놀랐습니다. 사실 그건 이제 제겐 담배에 대한 열망이 없다는 것을 보여주었으니까요. 그래서 기분이 좋아졌습니다.

▶ 스트레스

몸에서 니코틴이 빠져나갈 때의 공허감과 불안감은 스트레스의 한 형태이다. 니코틴을 몸에 더 많이 넣으면 스트레스가 부분적으로 완화된다. 이것이 흡연자가 "니코틴이 스트레스를 덜어준다"고 믿는 이유이다. 그러나 사실 이것은 스트레스의 주 원인이다. 비흡연자들은 니코틴 금단증상으로 인한 추가적인 스트레스를 겪지 않는다. 따라서 실제로 흡연은 스트레스를 가중시킨다.

스트레스	=	니코틴 금단증상 + "나는 담배를 원해!"

스트레스가 심한 날을 동일하게 경험하는 흡연자와 비흡연자를 상상해보십시
오. 그들은 흡연과 별개로 동일한 삶을 살고 있는 동일한 사람들입니다.
스트레스가 쌓일 때 스트레스 수준을 평가하십시오.

	비흡연자	흡연자
오전 8시: 그들은 사업 파트너와 논쟁이 있었다.	스트레스 1	스트레스 1
오전 9시 30분: 면접 보러 가는 길에 그들의 차가 고장났다.	스트레스 2	스트레스 2
오전 10시 30분: 그들은 인터뷰를 앞두고 긴장했다.	스트레스 3	스트레스 3
오전 10시 35분: "나는 담배를 원해!"		스트레스 4

* 니코틴 금단증상으로 인한 추가 스트레스와 "나는 담배를 원해!"라는 느낌

오전 10시 35분에 누가 스트레스를 더 많이 받는가? 비흡연자는 스트레스 수준이 3이지만 흡연자는 스트레스 수준이 4에 있다. 흡연자는 담뱃불을 붙임으로써 담배 관련 스트레스를 부분적으로 완화시킨다. 그러나 흡연자는 비흡연자보다 더 많은 스트레스를 받는다. 흡연과 관련된 스트레스는 담배를 피우면 부분적으로 완화된다. 흡연자가 흡연으로 인해 스트레스를 받았다는 것을 확신하게 된 것은 참으로 슬픈 일이다. 이러한 사기가 어떻게 작동하는지 알겠는가?

2. 미끄러운 경사길

쥐들이 쥐약에 대해 면역력을 발전시키는 것과 같이, 인간은 니코틴과 같은 중독성 독극물에 대해 면역력을 형성한다. 이 면역력은 방어용 완충 역할을 하므로 다음에 독을 먹으면 그다지 큰 영향을 받지 않는다. 따라서 동일한 효과를 얻으려면 복용량을 늘려야 한다. 이것은 왜 흡연자가 불쾌했던 첫 한 모금에 이어서 담배를 피우는 양을 늘리고, 더 많은 담배를 피우려는 충동과 싸워야 하는지를 설명해준다. 아래 그래프는 이러한 '쇠퇴'가 어떻게 일어나는지 보여준다. 파리가 벌레잡이풀로 들어가는 것처럼, 흡연자는 항상 더 많은 것을 갈구하고, 더 많이 갈망할수록 더 멀어진다. 아래 그래프는 흡연자의 평생 동안의 웰빙 수준을 보여준다. 흡연자가 첫 번째 담배를 피우고 니코틴

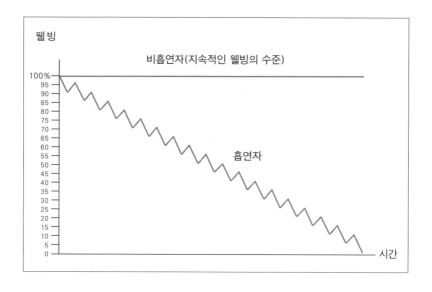

금단증상이 시작되면 100% 밑의 흡연자들의 웰빙 수준이 떨어지기 시작한다. 거의 지각할 수 없는 공허감과 불안감 때문에 빚어지는 일이다.

삶의 진정한 최고점과 최저점, 스트레스와 긴장감은 늘 있게 마련이다. 하지만 여기서 우리는 금연을 위한 실습의 목적과 그 명확성을 위해서 그것들은 무시하고, 흡연이 시간의 경과에 따라 당신의 웰빙 수준에 미치는 영향에만 초점을 맞출 것이다.

즉, 우리는 당신이 중독되기 전에는 웰빙 수준이 100%에 있다고 가정할 것이다. 웰빙 수준이 그렇게 높은 곳에 위치해 있다는 것은 삶에 문제가 없다는 것을 의미한다. 하지만 흡연자로서의 당신의 웰빙 지수는 영구적으로 100% 미만이다. 즉, 비흡연자의 웰빙 수준보다 낮다. 니코틴에서 끊임없이 빠져나오기 때문에 당신은 이에 대해서 잘 알고 있지 않다. 왜냐하면 그 느낌이 너무 가볍기 때문이다. 그래서 당신은 그 상태를 평범한 것으로 간주한다.

작은 괴물 때문에 당신이 10% 포인트 아래라고 가정하고, 당신이 담배를 끌 때 당신은 5% 포인트를 회복한다. 약간은 올라가지만 여전히 비흡연자의 수준 밑에 머물러 있다. 아마도 당신은 생각할 것이다. "그래서? 환상이라 할지라도 5점짜리 이득이 나를 기분 좋게 만들지 않을까?"

신발을 벗으면 편한데 오히려 신발끈을 단단히 묶겠는가? 그런데 이것이 모든 마약 중독자들이 효과적이라고 생각하면서 하고 있는 일이다. 그러나 이건 오로지 그들이 자기가 빠져 있는 함정을 이해하지 못하기 때문에 벌이는 일일 뿐이다. 시간이 지남에 따라 흡연자로서의 삶을 살아갈 때 웰빙 수준이 육체적으로나 정신적으로 감소함에 따라 더 멀리 저 아래로 미끄러진다.

처음에는 원하면 멈출 수 있다고 생각하기 때문에 괴롭지 않다. 그러나 구덩이에 깊숙이 들어가면 끔찍한 일이 일어나기 시작한다. 당신은 무기력해지고 호흡이 짧아진다.

쌕쌕거림과 기침 증세가 나타난다. 암에 대한 두려움이 당신의 마음 뒤편에서 자라난다. 암에 대한 두려움은 암이 예전에는 저 멀리 있는, 내게는 일어나지 않을 일에서 내게도 일어날 수 있는 일이라는 생각이 들면서 점점 더 커진다. 당신은 당신이 담배를 피우겠다고 선택하지 않고 있음을 깨닫게 된다. 즉, 담배가 당신의 삶을 통제하고 있다.

당신은 그렇게 하지 않으면 안 되며, 당신이 진정한 즐거움이나 의지의 대상을 위해서가 아니라, 단지 노예가 되고 끔찍한 질병으로 위험에 빠지기 위해 힘들게 번 돈을 쓰고 있음을 느끼게 된다.

당신의 웰빙 수준은 서서히 그러나 지속적으로 떨어지고 있다. 당신이 담배에 불을 붙이는 비율에 따라 당신의 웰빙 수준은 낮아진다.

좋은 소식은, 담배를 그만 피운다면 당신이 담배를 피우지 않았을 때의 웰빙 수준으로 금방 돌아갈 수 있다는 것이다.

3. 의식

일부 흡연자들은 흡연에 대해 그들이 좋아하는 것은 의식(ritual)이라고 말한다. 담뱃갑을 열고, 담배를 꺼내고, 담배를 손에 쥐고, 담배에 불을 붙이고…. 그들은 자기가 좋아하는 라이터와 재떨이를 자랑한다.

▶ 그 모든 게 난센스다

의식은 당신이 담배를 피우는 이유가 아니다. 그렇다면 작지만 중요한 변화를 일으켜보지 않겠는가? 왜 담배를 피우지 않고 그대로 놔두지 않는가? 담배를 피우지 않고 놔둬도 당신은 여전히 담뱃갑과 라이터로 모든 즐거움을 만끽할 수 있는데 말이다. 단지 담배를 입술에 가져오고 담뱃불을 붙이지만 말라.

멋진 음식점에 가서 음식을 먹지 않는 사람에게 말할 수도 있다. 꼭 데코레이션과 테이블 세팅을 즐기고, 냅킨을 펼치고, 메뉴를 정독하고, 와인리스트에 대해 토론하고, 웨이터와 농담을 나누라. 그러나 직시하자. 당신이 정말로 그곳에 있는 이유는 음식 때문이라는 것을 말이다.

흡연자도 마찬가지다. 의식일랑 잊어버려라. 당신이 정말로 하고 있는 일은 니코틴을 섭취하는 것이다. 이것은 헤로인을 마약 중독자에게 주사하는 것과 다르지 않다. 그들은 주사를 좋아하기 때문에 그걸 하는 게 아니다. 자신을 중독시킨 약을 구하는 것뿐이다.

담배와 관련된 의식(ritual)은 더럽고, 반사회적이며, 치명적인 중독을 미화하는 또 다른 시도일 뿐이다.

당신은 흡연의 의식을 즐긴다고 생각하는가?　◯ 예　　◯ 아니오

---

4. 습관

많은 흡연자들은 흡연이 그들에게 즐거움을 안겨다주지만, 무의식적으로 그들로 하여금 갈구하게 하는 숨겨진 이익이 있어야 한다고 생각한다. 그래서 그들은 어깨를 으쓱하며 그걸 '습관'이라고 부른다. "내게 생긴 습관일 뿐이죠."

다른 습관이 또 있습니까? 그렇다면 여기에 그 목록을 작성하십시오. 매일 저녁 30분 정도 걸리는 좋은 습관도 있을 겁니다. 혹은 손톱 물어뜯기 같은 나쁜 습관도 있습니다. 알코올, 음식 또는 다른 사람들과 같이 외부 영향과 관련된 것은 포함시키지 마십시오.

_____

_____

_____

_____

_____

_____

_____

_____

_____

이제 더 일반적인 습관 중 하나를 선택하고 자신에게 물어보라. "내 삶이 그것에 의존한다면 나는 이것을 끝낼 수 있겠는가?"

우리가 의지력으로 담배를 끊으려고 할 때, 담배를 피우는 습관은 담배를 피우게 하는 자극이 된다. 이때 우리는 의지력을 사용해서 그 충동과 싸우려고 시도하는데, 보통 실패한다. 그래서 우리는 결국 흡연하게 된다.

이지웨이와 함께하면 습관적 충동 또는 발동의 순간은 단지 당신이 자유롭다는 것을 멋지게 상기시키도록 작용할 뿐이다. 박탈감을 느끼지 않기 때문에 당신은 이 순간에 만족하고, 그 같은 충동과 전투를 벌일 필요가 없다. 이 말이 너무 좋아서 진실로 들리지 않는가?

'습관'과 '중독'이라는 단어는 종종 서로 바뀌어 쓰이지만, 오해의 소지가 있다. 습관은 외부 영향에 의해 제어되지 않는다. 습관은 당신의 통제하에 있다.

흡연자들은 자신의 흡연을 통제하고 있다고 생각하며, 그들이 선택할 때마다 멈출 수도, 시작할 수도 있어야 한다고 생각한다. 하지만 실제로는 그렇게 하지 못한다는 사실 때문에 그들은 스스로를 연약하고 어리석다고 생각한다.

그들은, 담배를 피우는 유일한 이유가 중독성 마약에 중독되어 있기 때문이라는 것을 깨닫지 못한다.

흡연자들이 생각하기에 그들이 계속 담배를 피우도록 하는 그 '숨겨진 이익'은 실은 그들에게 전혀 이익이 되지 않는다. 그것은 환상일 뿐이다. 흡연은 당신에게 일종의 즐거움이나 의지처가 되고, 금연은 고통과 희생을 의미한다는 환상 말이다.

의지력을 통해서 습관은 종식시킬 수 있다.

그러나 중독에 대해서는 의지력이 필요 없다. 이해가 필요하다. 당신이 스스로를 통제하고 있지 않으며, 중독성 마약에 의해 통제되고 있음을 이해해야 한다. 마약은 무엇으로 당신을 통제하는가?

▶ 두려움

두려움은 무엇의 주요 무기인가?

▶ 중독

마약을 이러한 '이해'로 대체하라. 그러면 당신은 다시 자기 자신을 통제할 수 있다.

> 당신은 습관적으로 담배를 피우나요?   ◯ 예   ◯ 아니오

당신의 개인적인 계획

나는 즐거움의 환상에 대해 다음과 같은 점을 읽고 이해했습니다.

○ 니코틴 금단증상의 완화를 연관시켜서 생각하면, 내가 담배맛
   과 냄새를 좋아한다는 환상이 만들어진다

○ 이른바 '특별한' 담배는 절제의 기간을 따르고, 어쨌든 즐거울
   수 있는 경우와 일치하기 때문에 소중한 것처럼 보인다

○ 흡연은 스트레스를 완화하지 못한다. 오히려 스트레스의 주원
   인이다. 내가 어떻게 속아서 사실과 반대로 믿게 되었는지를
   이해하는 것이 중요하다

○ 결국 항상 더 적게가 아니라 더 많이 담배를 피우려고 하게끔
   되어 있다. 흡연을 억제하려는 사람들은 항상 이 충동과 싸우
   고 있다

○ 담배를 피우려는 충동을 제거할 수 있는 유일한 방법은 완전히
   끝내는 것뿐이다

○ 흡연과 관련된 의식(ritual)은 더러운 중독을 미화하려는 시도
   일 뿐이다. 의식은 내가 담배를 피우는 이유가 아니다

○ 흡연은 습관이 아니라 중독이다

─── 자유로운 비행을 위한 점검 ───

○ 모든 내용을 분명히 이해했다

18장에서 지침이 있을 때까지는 여기에 체크하지 마십시오.

제6장

왜 의지력은 효과가 없는가?

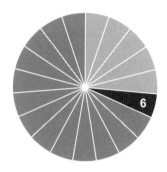

많은 흡연자들은 그들이 의지력 없이 금연할 수 있다는 사실을 믿기를 힘들어한다. 그러나 사실상 당신이 의지력에 의존한다면 이 장에서 설명하듯이 실패할 가능성이 높다.

당신은 아마도 다음과 같거나 비슷한 말을 들었을 것이다. "당신이 정말로 원하지 않으면 금연하지 않을 것이다." 이것은 종종 흡연자와 비흡연자 모두에게 비슷하게 해석된다. 즉, 당신이 지닌 모든 의지력을 동원해서 금연해야 한다는 것이다.

그러나 훨씬 쉬운 방법이 있다. 이 방법은 다음과 같은 말을 기초로 하고 있다.

► **당신의 사고방식을 바꿔라**

　흡연은 아무런 즐거움도, 의지처도 되지 못한다

► **또한 당신이 즉시, 고통 없이, 영구적으로 행복한**

　비흡연자가 될 수 있음을 깨달아라

　흡연자에게 강력한 의지력이 요구된다고 생각하는 이유는, 그들 스스로가 자기가 정말로 금연하기를 원한다고 확신하지 않기 때문이다. 그리고 그들이 정말로 자기가 금연을 하고 싶어하는지 확신하지 않는 이유 중 하나는, 금연이 엄청난 의지력을 요구할 것이라고 생각하기 때문이다

　그것은 습관적으로 담배를 피우는 흡연자부터 격렬한 금연 운동가에 이르기까지 모든 사람들에 의해 지속되는 흡연 신화의 또 다른 측면이다. 어느 쪽에 속해 있든 모두 다 금연은 쉽지 않다는 한 가지 점에는 동의한다.

　이처럼 그들에게는 공통점이 있다.

► **그들은 모두 잘못되었다**

　금연이 의지력의 문제라면, 수백만 명의 사람들이 매년 금연을 시

도했다가 실패하는 이유는 그들의 의지력이 약하기 때문이라는 결론을 내려야 한다. 이는 흡연자의 대다수가 약한 자일 거라고 말하는 것과 같다. 흡연자의 극소수만이 평생 동안 담배를 끊으려고 하기 때문이다.

이게 통계적으로도 말이 안 된다는 점을 차치하더라도, 일부 전형적인 흡연자들을 간략히 살펴보아도 말이 안 된다.

이지웨이는 의사, 변호사, 기업가, 배우, 가수 등 저명한 수백만 명의 사람들을 도왔다.

그들이 약한 사람이었다면 지금의 위치에 오를 수 있었을까?

첫 담배를 생각해보라. 맛과 냄새가 더 이상 괴롭지 않을 때까지 얼마나 그 역겨움을 극복하려고 스스로를 힘들게 했는지 말이다. 처음에 담배를 피우게 하고 계속 흡연하도록 한 이가 친구들이었는가? 그들은 자신감 있어 보이고 우월해 보이지 않았는가?

당신이 알고 있는 정말로 심각한 골초를 생각해보라. 당신은 그들의 의지력이 약하다고 생각하는가? 그리고 처음에 흡연의 이미지를 판 우상은 어떤가?

▶ 의지가 약한 사람들은 슈퍼스타가 되려는 경향을 보이지 않는다

늦은 밤, 담배가 떨어졌다면 당신은 얼마나 멀리까지 담배를 사러 나가겠는가? 1km? 2km? 그렇게 하려면 얼마나 많은 의지력이 필요한가?

그리고 금연구역인 공공장소에서는 얼마나 오랫동안 담배를 피우지 않았는가? 의지력이 약한 사람은 술집이나 식당에서 담배를 더 이상 피우지 못하게 되면 패배를 인정할 것이다. 대부분의 흡연자는 완강하다. 술을 마시고 밖에 나가서 담배를 피운다. 심지어 한겨울과 한여름에도!

"이제 막 담배를 끊었습니다. 흡연이 암을 유발해서도 아니고, 냄새가 심해서도 아니고, 찬성하는 사람이 아무도 없어서도 아닙니다. 알렌 카가 '이유가 없는 그 이유'를 설명해주었기 때문에 끊었습니다. 그는 순수한 논리를 사용합니다. 논리가 너무 논리적이어서 마술적입니다. 그는 결코 판단도 비난도 잔소리도 하지 않습니다. 그는 단지 이해하고 설명합니다."

빅토리아 코렌(전문 포커 플레이어, 언론인 및 TV 강연자)

◆ 그녀의 고백: 딜리(호보켄)

저는 어려운 상황에서도 저 자신을 위해 일어서기 위한 저의 결의와 용기에 대해 항상 제 자신을 자랑스러워했습니다. 지인들은 저를 보고 의지가 강한 사람이라고 할 것입니다. 저는 키가 150센티에 불과하지만 성격으로 그걸 메웁니다. 아무도 저의 이 말을 헛소리라고 생각하지 않을 겁니다.

제가 담배를 피우기 시작했을 때 저는 그것이 제 감각에 더해졌다고 생각했습니다. 저는 모든 남자들의 보스로서 기업을 운영하는, 영화에서 볼 수 있는 전문직 여성들처럼 제 손 안에 담배를 쥐고 자신감을 느꼈습니다. 저는 그 이미지를 좋아했어요. 하지만 어느 날 비가 내릴 때 밖에 서서 젖은 담배를 피우며 갑자기 제가 너무 어리석다는 걸 깨달았습니다. 저의 직원들 중 누구라도 그런 제 모습을 보았다면 저의 아우라는 날아갔을 것입니다.

그래서 저는 담배를 끊겠다 결정했습니다. 저는 책상으로 돌아가서 남은 담뱃갑을 쓰레기통에 버렸습니다. 저는 다음 날 아침까지 금연했습니다. 오전 9시, 저는 새로운 담뱃갑을 가지고 있었습니다. 그리고 저는 3시까지 담배를 피웠습니다. 저는 제 자신에게 혐오감을 느꼈고 그 담뱃갑을 다시 던져버렸습니다. 이튿날 아침 저는 또다시 담배를 샀습니다.

저는 무엇이 잘못되었는지 이해할 수가 없었습니다. "담배를 끊고 나서 계속 그 상태를 유지할 힘이 왜 내겐 없을까? 왜 나는 담배가 나를 통제하도록 허락했을까?" 그때 저는 저로 하여금 담배를 계속 피우게 하는 것이 제 의지력임을 깨닫지 못했습니다.

금연을 위한 모든 주장에도 불구하고, 저는 정말로 그것들을 믿지 않았습니다. 비흡연자가 된다는 생각은 저를 당황케 했고, 저는 중독되었기 때문에 제가 정말로 믿고 있었던 것은 담배를 계속 피우고 싶다는 거였습니다. 이게 이지웨이를 찾을 때까지 제가 한 일입니다.

1. 의지력 방법의 비참함

성공에 대한 두려움 때문에 많은 흡연자들이 금연하려고 노력하지 않는다. 그들은 비흡연자로서의 삶은 희생, 결핍, 불행 중 하나가 될 것이라고 확신해왔다. 의지력 방법으로 담배를 끊은 흡연자에게 물어보라. 그들의 이야기는 곧 당신의 이야기가 될 것이다.

의지력을 사용해도 남은 평생 동안 행복한 비흡연자가 되는 것은 아니다. 비참한 전 흡연자가 될 것이다. 진정한 비흡연자가 아니라 항상 담배 한 모금으로 다시 함정에 빠질 수 있는 전 흡연자 말이다

의지력은 의지가 충돌하는 경우에만 필요하다. 정상에 오르고 싶지만 하품이 나오는 등산가는 낙상에 대한 두려움과 피로를 극복할 의지가 필요하다.

금연할 때 흡연 욕구가 여전히 남아 있는 경우에만 의지가 필요한 것이다. 흡연 욕구는 흡연이 특정한 즐거움이나 의지처를 진짜로 제공한다는 믿음에서 비롯된 것이기 때문이다.

의지력을 사용하는 흡연자는 이 즐거움이나 의지처를 희생하고 있다고 믿기 때문에 절대로 극복할 수 없을 듯한 빙하 속 저 깊숙이 갈라져 있는 틈을 느낀다. 그들은 결코 다시 담배를 피울 필요가 없다는

것을 기뻐하기보다, 담배를 피울 수 없다는 생각 때문에 비참해지는 것이다.

의지력이 강할수록 비참함은 더 오래간다. 아이에게서 사탕을 치워버리면 아이가 짜증을 내는 것과 같은 이치이다. 어느 아이가 더 오랫동안 화를 낼 거 같은가? 의지력이 약한 아이? 아니면 의지력이 강한 아이? 강한 의지는 오히려 고통을 연장시킬 가능성이 더 크다. 이게 무슨 의미냐면, 아이러니하게도 강한 의지를 가진 흡연자가 의지력 방법으로 금연하는 게 더 힘들다고 생각한다는 것이다.

2. 환상을 강화하는 것

이전 장에서 다루었던 특별한 담배에 대해 다시 생각해보라. 그 담배들은 금욕의 기간 이후에 온다는 이유로 특별해 보인다. 큰 괴물은 여전히 당신의 마음속에 살아 있고 당신은 여전히 담배를 피우고 싶은 욕구가 있지만, 담배를 피우지 않는 시간이 오래갈수록 다음 담배는 더 소중하게 느껴질 것이다.

1장에서 당신은 담배를 피우지 않고 금욕하는 데 가장 길게 들였던 시간을 썼습니다. 그때 피운 마지막 담배를 기억합니까? 1에서 5 중에 체크하십시오. 1은 낮고 5는 높습니다. 마침내 담배를 물고 불을 붙였을 때 얼마나 큰 도움이 되었습니까?

1 ○　　2 ○　　3 ○　　4 ○　　5 ○

그 담배를 피우고 나서 기분이 어땠습니까?

_____

_____

_____

_____

대부분의 사람들은 금연을 위한 마지막 담배 이후에 끔찍한 기분을 느낀다. 오랜 기간 자초한 불행을 끝내는 것이기 때문에 마지막 담배에 불을 붙일 때 엄청난 안도감을 얻지만, 이후 다시 담배를 피우게 되면 그것은 자기가 실패자임을 확인하는 경험이 되는 것이다. 그래서 이 순간보다 의지의 충돌이 극명한 때는 결코 없다.

이 같은 효과는 과거보다 흡연자가 니코틴 함정에 더 깊이 빠져들어가게 하고, 담배를 끊는 데 필요한 것을 결코 갖지 못할 거라 확신하게 할 수 있다.

3. 아무것도 기다릴 게 없다

의지력 방법으로, 당신은 자기가 언제 성공했는지 어떻게 알 수 있는가? 언젠가는 욕망이 사라지기를 바라면서 모든 의지력을 발휘해 담배를 피우고 싶은 욕구와 싸운다고 치자. 그러나 그렇게 계속 자기 자신을 부정하면, 흡연이 더 소중하게 느껴지고, 결국 다음 담배에 대한 욕망은 더 강해진다. 당신에게는 담배를 피우려는 충동이 얼마나 자주 나타날지 모르지만, 당신은 결코 그렇게 되지 않기를 바랄 뿐이다. 그렇게 당신은 흡연 충동을 부르는 일들이 일어나지 않기를 기다리는 데 남은 인생을 써버린다.

하지만 이지웨이를 사용하면 마지막 담뱃불을 비벼 끄는 순간, 절대적인 확신을 누릴 수 있다. 이지웨이로는 쉽게 흡연 욕구를 없앨 수 있다. 그래서 이지웨이로 금연하는 게 쉬운 것이다. 당신은 아무것도 기다릴 필요가 없다. 당신은 곧바로 행복한 비흡연자로서 즐거운 인생을 살 수 있다.

> note

당신의 개인적인 계획

나는 의지력이 왜 효과가 없는지에 관해 다음과 같은 점을 읽고 이해했습니다.

○ 흡연자는 의지력이 약한 것이 아니다. 오히려 그 반대로, 금연할 좋은 이유가 있는데도 계속 담배를 피우는 데는 강한 의지가 필요하다

○ 의지력을 사용한다고 해도 평생 행복한 비흡연자가 되지는 않는다

○ 당신은 의지가 상충되는 경우에만 의지력이 필요하다

○ 즐거움의 환상을 이해하지 못한다면, 다음 담배(당신이 가질 수 없는 담배)는 항상 소중해 보일 것이다

○ 의지력 방법으로 당신은 항상 어떤 일이 일어나지 않을 때까지 기다릴 것이다. 그것은 당신이 평생 자기가 금연에 성공했는지 미심쩍어할 수 있음을 의미한다

자유로운 비행을 위한 점검

○ 모든 내용을 분명히 이해했다

18장에서 지침이 있을 때까지는 여기에 체크하지 마십시오.

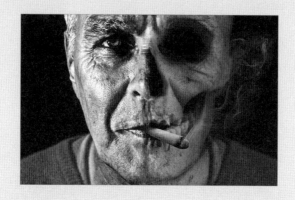

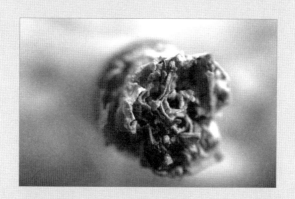

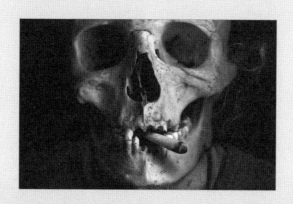

Part 2

흡연자는 다 똑같다

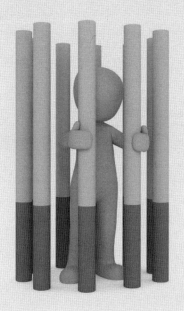

제7장

희생은 없다

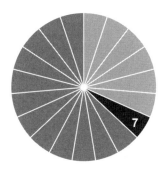

그들이 어느 방법을 따르든 끊임없이 노력하는 흡연자들은 모두 다 같
은 이유로 실패한다. 그들은 금연함으로써 자기가 희생을 한다고 믿는
것이다.

의지력 방법으로 금연하려고 할 때, 이 신념은 종종 당신에게 금연
을 권유하는 사람들에 의해 강화된다. 당신은 의지가 상충될 경우에
만 의지력이 필요하다.

그 신념은 흡연이 두려움의 줄다리기를 만들어내는 일종의 즐거움
이나 의지처라는 믿음이다.

하지만 '알렌 카의 이지웨이'를 사용하면 흡연 욕구가 완전히 제거

되기 때문에 박탈감이 없다.

당신은 필히 이 사실을 마음속에 분명히 담아두어야 한다.

▶ 당신이 포기할 것이란 아무것도 없다

담배를 '포기'하려고 노력했던 횟수를 기억할 수 있습니까?

여기에 그 횟수를 쓰십시오. → 박스 1

이제 얼마나 많은 시간 동안 성공했는지 적어보십시오.

→ 박스 2

56쪽에서 당신은 그럭저럭 금연할 수 있었던 가장 긴 시간과 가장 짧은 시간을 적
어두었습니다. 그 숫자를 여기에 다시 쓰십시오.

가장 긴 시간 → 박스 3

가장 짧은 시간 박스 → 박스 4

박스 2에는 0이라고 썼어야만 한다. 왜냐하면 '성공'이란 영원히 종
료하는 것을 의미하기 때문이다. 그것은 딱 한 번만 있는 일이다. 하지
만 이 책을 읽고 있다는 것은, 당신이 아직 담배를 끊지 못했음을 의
미한다.

이 페이지는 의지력 방법으로 금연하려고 하면 어떤 일이 일어나는지를 상기시켜준다. 당신은 오랫동안 또는 짧은 시간 동안 담배를 끊을 수 있다. 그리고 당신은 여러 번 금연을 할 수도 있다. 하지만 항상 다시 담배를 피우게 되어 있다. 항상 함정에 다시 빠지고 마는 것이다.

▶ 함정에서 결코 벗어날 수 없는 의지력 방법으로 금연하려고 하기 때문이다

1. 나쁜 영향

단서는 '포기한다'는 표현에 있다. 의지력 방법으로 금연하려는 흡연자들은 진정으로 그들이 희생을 하고 있다고 믿기 때문에 '포기'에 대해 말한다. 그들은 금연을 해야 하는 많은 좋은 이유를 알고 있다. 그러나 그들은 여전히 그들이 즐거움이나 의지처를 박탈당할 것이라 생각한다.

우리는 의지력 방법으로 금연하고 나서 담배를 피우고 싶다는 유혹과 맞서 싸우고 있는 전 흡연자들을 경계해야 한다. 왜냐하면 그들은 금연이 희생과 관련되어 있다는 신화를 전파하는 최악의 범인들이기 때문이다.

그들은 두 곳의 수용소에 갇히게 된다. '잘난 척하는 사람들의 수용소'와 '투덜대는 사람들의 수용소'가 그것이다.

2. 잘난 척하는 사람들

잘난 척하는 사람들은 쉽게 발견할 수 있다. 그들은 그들의 마지막 담배를 비벼 *끄*자마자 그들의 가정과 자동차에 '금연' 표시를 세운다. 그들은 흡연을 금하기 위해 흡연자를 자신의 집에 초대한다. 그러면서 그들은 흡족해한다.

잘난 척하는 사람들은 흡연이 당신의 건강과 재산에 미치는 피해에 대해 널리 알리기 위해 열렬한 운동가가 된다. 그들은 당신과 같은 지적인 사람이 그 더러운 것들을 입에 넣고 불을 붙일 필요가 없음을 이해하는 방법을 알려준다. 사실 담배를 피우지 않은 사람들보다 담배를 피웠던 사람들이 훨씬 더 맹렬하다. 그들은 자신이 수년간 똑같은 일을 했다는 것을 잊어버린 것 같다.

이 설명에 부합하는 사람을 알고 있나요? 그들의 이름을 여기에 적으십시오.

_____

_____

_____

_____

_____

3. 투덜대는 사람들

투덜대는 사람들은 당신이 금연했다는 소리를 듣자마자 당신에게 다가와 손을 잡아 흔들며 "나는 당신이 금연에 성공하기를 바랍니다. 금연이 얼마나 건강에 좋고 돈을 아끼는 데도 좋은지 모릅니다"라면서 올바른 결정을 내렸다고 말한다. 그들은 몇 년 전에 어떻게 금연했는지를 말하면서, 그러나 아직도 담배가 몹시 그립다고 말한다.

투덜대는 사람들은 모든 사람들이 자기가 금연했다는 것을 알아주었으면 하고, 자기가 금연을 위해 치른 희생을 당신에게 말해주기를 좋아한다. 이제 막 의지력을 한데 모아서 금연한 사람이라면, 이로 인한 결과는 굉장히 파괴적이다. 당신은 "언젠가 담배를 피우고 싶다는 열망 없이 잠에서 깨는 날이 있겠지" 하는 희망을 믿는다. 하지만 투덜대는 사람들은 그 희망을 깨뜨린다.

당신이 아는 투덜대는 사람의 이름을 여기에 적으십시오.

_____

_____

_____

_____

의지력을 잃은 전 흡연자를 조심하라. 잘난 척하는 사람들이 담배를 피우는 것을 좋아하고, 투덜대는 사람들이 회상하기를 좋아하는 이유는, 그들이 중독을 결코 극복하지 못했기 때문이다. 그들은 여전히 그들이 진정한 희생을 했다고 믿는다. 즉, 그들의 큰 괴물은 아직도 살아 있다.

잘난 척하는 사람과 투덜대는 사람은 "한 번 흡연자는 영원한 흡연자"라는 오해를 강화하기 때문에 흡연자에게 부정적인 영향을 미친다. 그들은 당신에게 담배를 끊을 수 있지만 완전히 자유로워질 수는 없으리라는 두려움을 확인시켜준다.

4. 항복

마침내 유혹에 빠져서 다시 담배를 피울 때, 영혼에 가해지는 고통을 상상해보라. 그러나 안도감은 틀림없이 엄청날 것이다. 당신이 담배를 피우려는 욕구를 견디도록 자기 자신을 압박하는 만큼, 더 이상 스스로 압박할 필요가 없게 되었을 때 크게 안도하게 되기 때문이다.

의지력 방법으로 담배를 끊었다가 실패한 사람은 이 안도감을 알 것이다. 하지만 "정말로 나는 다시 흡연자가 된 게 기뻐. 이 담배맛 정말 좋은데"라고 생각하는가? 그 반대이지 않은가? 안도감은 실패에 대한 감정과 불행에 대한 예감으로 망쳐지고, 담배는 항상 첫 담배를 피울 때처럼 실망스럽다. 역겹다. 오해하지 말라. 안도감은 엄청나지만, 그걸 벗어버릴 때의 느낌을 갖기 위해 딱딱한 신발을 신는 것과 같다는 것이다.

▶ 흡연자를 포함한 모든 약 중독자는 거짓말쟁이다

진실은, 당신이 담배를 끊을 때 당신은 아무것도 '포기'하지 않는다는 것이다. 오히려 당신은 놀라운 뭔가를 얻고 있다.

▶ 바로 중독으로부터 자유로워지는 것이다

이지웨이의 목적은 담배를 피우려는 유혹에 저항하는 것을 돕는 것이 아니라, 유혹을 완전히 제거하는 것임을 기억하라.

▶ 당신은 질병을 제거하는 중이다

◆ 그의 고백: 스티브(딩월)

저는 성공할 수 있다는 실제적인 믿음보다, 항상 기적을 희망하면서 무수히 많은 시간 동안 담배를 끊으려고 노력해왔습니다. 저는 성공적으로 금연한 사람을 한 번도 만난 적이 없기 때문에, 담배를 끊고 행복해질 수 있다고 믿지 않았습니다. 아니면, 내가 그렇게 하지 않았다고 생각했습니다.

언젠가는 담배를 피우지 않는 직장 동료와 이야기하고 있었는데, 저는 그녀에게 "당신은 결코 흡연자였던 적이 없으니 운이 좋으시네요"라고 말했습니다. 그때 그녀의 대답이 저를 거의 기절시켰습니다. "바보같이 굴지 마세요. 저는 하루에 40번 담배를 피우곤 했어요."

저는 그녀를 3년 동안 알고 지냈고, 그녀가 언제나 흡연자가 아니라는 것을 알고 있었습니다. 그녀는 지금껏 보아왔던 전 흡연자들과 같지 않았습니다. 그래서 저는 그녀에게 다시 담배를 피우고 싶다는 유혹을 느끼지 않았는지 물었습니다. 그녀는 답했습니다. "농담하시는 거죠? 저는 전혀 담배를 그리워하지 않아요."

그것은 내 마음속에 열린 문과 같았습니다. 처음에는 증거가 내 눈앞에 있었기 때문에 금연할 수 있었고, 행복할 수 있다고 믿었습니다. 그 발견 덕분에, 제가 이지웨이에서 금연할 때 저는 행복한 비흡연자가 될 수 있다고 믿을 준비가 되었습니다.

5. 행복한 비흡연자

당신이 알고 있는 행복한 전 흡연자들의 이름을 적어보십시오.

_____

_____

_____

행복한 비흡연자의 목록은 잘난 척하는 사람들과 투덜대는 사람들의 목록보다 짧을 가능성이 있다. 희귀하기 때문이 아니라, 담배를 피우지 않을 때 행복한 사람들은 스스로 문제를 일으킴으로써 이슈거리가 되지는 않기 때문이다. 그들은 스티브의 직장 동료처럼 항상 비흡연자라고 가정할 수 있도록 자신의 삶을 계속 살아간다.

주변에는 행복한 비흡연자가 있으며, 이지웨이는 전화번호를 추가하는 데 중요한 역할을 담당했다. 당신 자신만의 연구를 수행하라. 담배를 피웠었지만 자기 자신은 평생 동안 비흡연자였다고 가정하는 사람들에게 물어보라. 몇 가지 놀라운 사실을 발견할 수 있다.

그들을 당신의 목록에 추가하라.

모든 행복한 비흡연자가 당신에게 말하듯이, 당신은 금연할 때 아무것도 포기하지 않는다. 오히려 당신은 자기 자신을 소중히 대하게 된다. 사실, 많은 것에서 자신을 소중히 대하게 된다.

중독의 노예생활

재정상의 유출

강력한 독의 소비

세계 1위 살인마에게 노출되는 것

잿빛 안색과 칙칙한 피부와 눈

무기력증, 호흡 곤란 및 면역력 저하

신경계 기능 저하

용기, 자신감 및 집중력 감소

계속되는 기침과 쌕쌕거림

끔찍한 맛과 냄새

얼룩진 입, 입술과 손

조기 노화와 주름

구취

암에 대한 두려움

수치심과 죄책감

당신을 걱정하는 가족과, 당신이 사랑하는 사람들에 대한 죄책감

미국의 고등학생 중 15%는 무연 담배를 사용한다. 무연 담배는 28가지 암 유발 인자를 함유하고 있다. 무연 담배를 사용하는 청소년은 나중에 일반 담배를 피울 가능성이 더 크다.

행복한 비흡연자는, 금연할 때 포기할 게 아무것도 없음을 증명해 준다. 그들은 자기가 얻은 줄 알았던 어떤 즐거움도 속임수이며, 금연하면 삶이 훨씬 더 즐겁다는 것을 발견했다.

잘난 척하는 사람 또는 투덜대는 사람이 되지 않고는 금연할 수 없을 거라는 두려움이 있다면, 행복한 비흡연자 목록을 보고 두려워할

게 전혀 없음을 상기하라.

▶ 당신은 담배가 필요하지 않다

▶ 담배는 당신에게 어떤 기쁨도 주지 않는다

흡연에 대한 욕구를 제거할 수 있음을 확신하지 못한다면, 5장을 다시 읽으라. 흡연이 당신에게 즐거움을 주고 의지처가 된다는 것은, 니코틴 중독에 의한 환상이자 일생 동안의 세뇌일 뿐이다.

환상을 꿰뚫어 보면 중독을 끝내기가 쉽다. 그렇지 않다면, 물론 당신은 자기가 다른 모든 사람들과 다르다고 생각할 것이다.

"저는 15년간 담배를 피웠으며 매일 그걸 후회했습니다. 저는 금연할 수가 없었습니다. 그러나 제가 금연할 수 있다는 것을 보여주셔서 감사합니다! 자기가 담배를 끊을 수 없다고 생각하는 모든 사람들을 상대로 당신들은 할 수 있다는 것을 보여주었습니다!"

앤드류 H(미국 뉴저지 주)

당신의 개인적인 계획

나는 희생과 박탈이라는 착각에 대해 다음과 같은 요지를 읽고 이해했습니다.

○ 나는 아무것도 '포기'하지 않고 있다

○ 나는 질병을 제거하는 중이다

○ 당신은 의지력으로는 이 함정에서 벗어날 수 없다

○ 나는 의지력 방법으로 금연한 전 흡연자를 조심하겠다

○ 나에게는 얻을 모든 것이 있을 뿐, 금연한다고 해서 잃을 건 아무것도 없다

자유로운 비행을 위한 점검

○ 모든 내용을 분명히 이해했다

18장에서 지침이 있을 때까지는 여기에 체크하지 마십시오.

제8장

중독적 성격

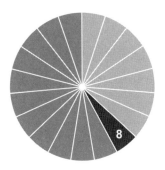

중독적 성격 이론은 금연하려는 흡연자에게 아무런 해결책도 제공해주지 않는다. 그것은 흡연자에게 무력감을 느끼게 할 뿐이다. 흡연자들은 자기가 갇혔다는 느낌을 받는다.

▶ 좋은 소식

이지웨이로는 모든 흡연자가 쉽게 금연할 수 있다

당신의 성격과는 전혀 상관없이 말이다

"보통 우리 쇼에 건강이나 운동을 가르치는 사람이 출연하면 그들은 엄청난 의심의 눈길로 인사를 받게 된다. 그러나 우리 쇼 전화통에 불이 났다는 것과, 전화를 건 모든 사람들이 알렌 카에 대해 긍정적이라는 점을 말해주어야겠다. 정말 놀랍다."

줄리언 워리커(BBC 5라이브 라디오)

일부 흡연자들은 자기가 니코틴에 중독되었으며, 니코틴 함정에 관해 들은 모든 것과, 흡연자가 자유롭게 되는 게 얼마나 쉬운지를 이해하는 것처럼 보인다. 하지만 정작 자기 자신의 흡연 문제에 대해서는 다른 규칙이 적용된다고 생각한다.

그들은 자신의 유전적 기질에 무언가가 있기 때문에 영원히 중독될 운명에 처해 있다고 믿는다. 하지만 중독적 성격 이론은 흡연자에게 흡연을 계속하는 또 다른 변명거리를 제공할 뿐이다.

"어쩔 수 없어. 나는 원래 그러니까."

"금연한 지 24년이 지난 지금도 저는 알렌 카의 책과 그 책이 권장하는 정신적 접근 방식을 여전히 지지하고 있습니다. 저는 많은 사람들이 이 책을 사용함으로써 흡연으로부터 자유로워질 뿐만 아니라, 정신적으로도 그 습관에서 자유로워지는 것을 보았습니다."

존 브리파 박사(건강 저널리스트)

1. 이론

중독적 성격 이론은 중독자가 여러 가지에 중독되어 있다는 사실에 근거한다. 예를 들어 알코올 중독자는 헤로인 중독자와 마찬가지로 종종 무거운 흡연자다.

이 이론은 흡연자가 특정한 신체적 특징을 공유하는 경향이 있다는 사실에 의해 강화된다. 잿빛 안색, 칙칙한 눈, 긴장해서 잠시도 가만히 있지 못하는 것, 무기력증, 건조한 주름진 얼굴…. 중독적 성격 이론은 유전적으로 중독에 취약한 특정 유형의 사람들이 있다고 결론을 내리며, 일부 연구는 그것을 입증했다고 주장하기까지 한다.

중독성이 있거나 중독에 유전적 소인이 있다고 하더라도, 중독자가 되어야 한다는 것은 아니다. 중독되기 전에는 중독자가 아니었기 때문에 흡연을 시작하기 이전의 행복했던 비흡연자로 돌아가지 못할 이유는 전혀 없다. 이지웨이는 어떤 흡연자도 쉽게 금연하게 한다.

2. 통계의 오류

중독적 성격 이론이 중요한 요인이고, 세계 인구의 특정 비율이 흡연 및 기타 중독에 유전적으로 취약하다면 시간이 경과함에 따라 그 비율이 상당히 일정하게 유지될 것으로 기대할 수 있다. 진화는 느리게 진행된다. 지난 1세기 동안 인간의 경향성에 큰 변화가 있었을 거라 기대하기 어렵다는 소리다.

그러나 통계는 다른 이야기를 말해준다. 서유럽과 북아메리카에서 흡연은 지난 75년 동안 감소했지만, 아시아에서는 엄청나게 증가했다. 예를 들어 영국의 1940년대 성인 남성 인구의 80% 이상이 니코틴에 빠져들었다. 오늘날은 25% 이하다.

우리는 이 중독에 대한 유전적 소인이 서유럽과 미국에서 아시아 전역으로 거의 옮겨갔다고 믿어야 하는가?

그런 게 존재한다 하더라도 중독에 대한 유전적 소인이 있는지 여부는 실제로 중요하지 않다. 당신은 여전히 금연하는 것이 그리고 금연을 유지하는 것이 쉽다는 걸 알게 될 것이기 때문이다.

---

note

---

3. 중독의 증상

모든 흡연자들을 한데 묶는 듯한 육체적인 특성은 흡연자들에게 "우리는 하나"라는 느낌을 준다. 그래서 흡연자들은 함께 모이려 들며, 서로를 찾고, 함께할 때 좀 더 편한 것처럼 보인다.

이것이 흡연자가 비흡연자가 되는 것을 두려워하는 이유 중 하나이다. 즉 자기가 속해 있는 사회집단에서 떨어져 나오게 된다고 생각하는 것이다.

그러나 잠깐, 여기에는 모순이 있다. 모든 흡연자가 동일하다면 왜 당신이 흡연하는 양상은 다른 사람들의 것과는 다른가? 모든 흡연자가 한 부류라면 한 명이 끊을 수 있다면 모두가 끊을 수 있다는 뜻이 아닌가?

사실, 각 사람의 사례는 서로 관련이 없다.

▶ 모든 흡연자는 동일하다

중독성 약을 먹었으니까 중독되는 것일 뿐이다. 흡연자는 다른 흡연자들과 함께하기를 좋아하는 경향이 있는데, 그러면 남을 덜 의식하게 되기 때문이다. 그것은 또한 그들이 항상 담배를 구할 수 있음을 의미하기도 한다. 그리고 그들은 신체적으로 비슷한 특성을 보인다. 왜냐하면 그들 모두가 니코틴에 중독되어 있기 때문이다. 삶의 다른 영역에서 조절이 부족한 그들의 경향은 몸과 마음이 마약에 의해 통제된 후에 일어난 일이다.

니코틴 중독은 결과가 아닌 원인이다

누구나 니코틴 중독을 치료할 수 있다. 하지만 단 한 가지 방법만 있다. 니코틴 복용을 그만두라.

고통 없이, 영구적으로 금연하기 위해서는, 담배를 피우든 전자담배를 피우든 혹은 다른 무엇으로든 니코틴을 복용하고 있다면 그게 결코 자기 자신을 위하는 일이 아님을 이해해야만 한다.

4. 왜 어떤 흡연자들은 다른 사람들보다 더 심하게 중독된 것처럼 보이는가?

누구나 처음으로 담배를 피우게끔 유혹을 받을 수 있다. 첫 담배를 피우면 벌레잡이풀 가장자리에서 맴돌다가 미끄러운 경사면을 밟게 된다.

어떤 사람들은 아주 천천히 함정에 빠져들고, 그들이 푹 빠져 있다는 걸 결코 깨닫지 못한다. 다른 사람들은 푹 빠져서 거의 즉시 줄담배를 피운다.

왜 담배를 피우는가? 담배를 피우는 이유는 여러 가지 다른 영향에 달려 있다.

어떤 사람들은 세뇌에 덜 민감하기 때문에 두 번째 담배를 피우지 않는다.

첫 담배의 더러운 맛과 냄새는 평생 담배와 멀어지게 하기에 충분하다.

다른 사람들은 맛을 '습득'하기로 결정할 수 있으며, 체격 때문에 더 빨리 역겨운 맛과 냄새에 대한 관용을 구축할 수 있다. 일부 흡연자는 돈이나 담배를 피울 기회가 부족해서 흡연량을 제한한다.

이처럼 당신이 흡연자가 되는지 여부와 얼마나 흡연하게 될지에 영향을 미치는 수많은 다양한 요인들이 있다. 하지만 중독적 성격은 그같은 요인들 중 하나가 아니다.

* 니코틴 함정을 피하는 가장 좋은 방법 중 하나는, 흡연자가 자신의

기질의 일부라고 믿는 공허감과 불안감에서 해방되는 것이다

* 중독성이 있는 것은, 당신의 성격이나 유전적인 기질이 아니라 약

　그 자체다

당신의 개인적인 계획

나는 중독성 성격 이론에 관해 다음과 같은 점을 읽고 이해했습니다.

○ 모든 흡연자는 동일하다

○ 중독성 약을 먹었기 때문에 중독자가 된 것이다. 성격이나 유전적 기질 때문이 아니다

○ 누구든지 니코틴 중독을 치료할 수 있다. 니코틴 복용을 그만두면 되는 것이다

○ 많은 요인들이 담배를 얼마나 많이 피우게 됐는지에 영향을 미친다. 하지만 성격은 그 요인들 중 하나가 아니다

자유로운 비행을 위한 점검

○ 모든 내용을 분명히 이해했다

18장에서 지침이 있을 때까지는 여기에 체크하지 마십시오.

제 9 장

정신을 산만하게 하는 것

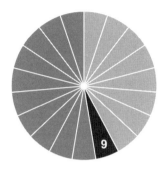

많은 흡연자들은 흡연하면 집중할 수 있다고 강력하게 믿는다. 이것은 니코틴 중독에 의해 생성된 또 다른 환상이다. 진실은 단순하다. 즉, 흡연은 당신의 집중력을 파괴한다. 당신의 머리를 뒤엎는다.

이 장을 읽기 전에 보통 담배를 피우는 간격보다 더 길게 담배를 피우지 않았던 시간이 얼마나 되는지 확인하라. 우리는 당신의 마음상태를 점검할 필요가 있다

"'알렌 카의 이지웨이'로 금연한 몇몇 친구들이 제게 시도해보라고 제안했고, 저는 해봤습니다. 그것은 즉시 중독에서 벗어나게 해준 계시

였습니다. 친구들과 마찬가지로 저는 담배를 피우지 않는 것이 쉬울 뿐만 아니라, 믿을 수 없을 정도로 즐겁다는 것을 알게 되었습니다."

앤서니 홉킨스 경

담배를 피우면 집중하는 데 도움이 된다는 신화는 수십 년 동안 영화와 TV에 의해 지속되었다.

셜록 홈즈에서 콜롬보 형사, 진 헌트 형사까지 생각해야 할 까다로운 사건이 있을 때마다 형사가 담뱃불을 붙이는 광경이 표준이 되었다.

규제 당국이 TV에서 흡연 장면 노출을 억제하기 전인 1970년대까지만 해도, 토크쇼 진행자가 게스트에게 질문을 하면 담배를 피우면서 곰곰이 생각하는 게 일반적이었다.

드라마 시나리오에서 흡연은 더 이상 허용되지 않지만 드라마 PD는 여전히 캐릭터를 보여주는 데 재량권이 있으며, 실제로 그 재량권을 발휘하고 있다.

많은 흡연자들이 흡연이 집중하는 데 도움이 된다고 확신하고 있다는 것은 그리 놀라운 일이 아니다.

더군다나 그들은 구체적인 증거를 들먹일 것이다. 당신이 문제를 해결하는 과정에서 어려움을 겪고 있다면, 담배를 피우면 문제에 집중하고 그에 대한 해결책을 찾을 수 있다면서 말이다.

당신은 눈에 보이는 이것저것들을 종합해서 추측을 해보고, 흡연이 두뇌에 어떤 작용을 해서 집중력과 창의력을 발휘하는 데 도움이 됐다는 결론을 내릴 것이다.

그러나 더 자세히 살펴보자. 우리가 정말로 정신 집중을 하지 못하게 하는 것이 뭔지 알아낼 수 있다면, 분명 우리는 그것을 제거하기 위해 니코틴이 필요하지 않다.

결국, 비흡연자는 완벽하게 잘 해낸다. 당신도 중독되기 전에 그러지 않았는가?

"남편, 딸, 그리고 저는 모두 이 책을 읽은 후에 담배를 끊었습니다. 우리는 3년 동안 금연했습니다. 너무 쉬웠습니다. 기적 같습니다. 우리는 다시는 담배를 피우고 싶지 않습니다. 그걸 가능하게 해주셔서 감사합니다."

L. 포미사노(미국 노스캐롤라이나 주)

당신의 마음속에 무엇이 있는지 검토할 차례입니다. 펜이나 연필, 손목시계 또는 초침 달린 시계가 필요합니다. 운동 중에 담배를 피우지 말고 얼마 동안 담배를 피우지 않았는지 확인하십시오.

이제 이 페이지에 있는 그림을 1분 정도 보십시오. 1분 후에 페이지를 넘기십시오.

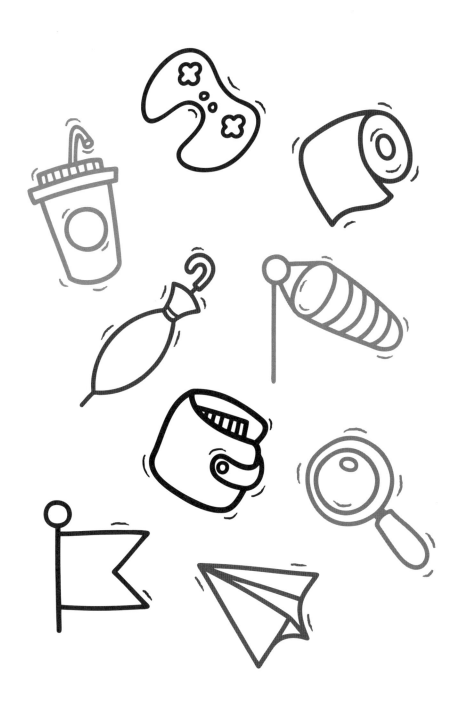

이전 페이지를 다시 보지 않고 30초 내에 기억할 수 있는 만큼의
사물들을 적으십시오.

_____

_____

_____

_____

_____

_____

이 훈련이 쉬웠다면 당신은 적어도 20개의 대상 중 15개를 기억했
을 것입니다. 축하합니다! 담배를 피우지 않고 집중할 수 있음을 스스
로 증명한 것입니다.

당신이 혼란스러워서 집중하기 힘들었다면, 무엇이 당신을 혼란스
럽게 했는지 알아봅시다. 아래에 모든 사물을 외우는 데 집중하지 못
하게 한 생각을 적으십시오.

_____

_____

_____

_____

산만함 중 하나가 "나는 담배를 원해!"라면, 지금 담배를 피우기를 권합니다.

이 책을 읽는 동안 흡연자가 계속 담배를 피우기를 권하는 이유는, 여전히 흡연이 집중하는 데 도움이 된다고 믿는다면 담배를 피우지 않고서는 집중하기가 어렵기 때문입니다. 그렇게 되면 당신은 담배를 피우고자 하는 욕망이 생기면 영구적으로 정신이 산만해질 것입니다.

> "저는 더 이상 흡연자를 보지도, 그들과 함께 담배를 '즐길 수' 있기를 바라지도 않습니다. 저는 흡연자들을 보면 미안합니다. 저는 저의 모든 친구들과 사랑하는 사람들에게 줄 이 책 100권이 필요합니다."
>
> 재러드(미국 뉴올리언스 시)

◆ **그녀의 고백: 크리스틴(켄트)**

청소년 시절에 저는 담배에 푹 빠졌어요. 시험을 보러 갈 때에도 담배가 저를 도왔습니다. 그러나 저는 시험장에서 담배를 피울 수 없다는 걸 알았고 두려웠습니다. 저는 집중하는 데 담배에 의지해왔고, 그래서 담배 없이는 시험에서 떨어질 거라 확신했습니다.

저는 담배를 피우지 않고 시험지를 읽으면서 스스로를 테스트해보기로 결정했습니다. 절망적인 상황이었지요. 저는 너무 신경이 쓰여서 펜을 거의 잡을 수 없었죠. 그리고 저는 어떤 올바른 답도 적어내지 못할 것만 같았습니다. 시험이 끝나기 전에 저는 제게 필요한 성적을 얻는 것은 고사하고, 합격한다는 생각 자체를 사실상 포기했습니다.

그러나, 그 시험장에서 실제로는 그동안 배웠던 모든 게 떠올랐습니다. 저는 놀랐습니다. 담배를 피운다고 해서 무슨 생각이 나는 게 아니었던 것입니다. 저는 무난하게 그 시험을 통과했고, 이후 몇 년 동안 그때 제게 무슨 일이 일어났던 건지 설명할 수가 없었습니다. 저는 그걸 거의 기적이라고 생각했습니다.

나중에야 저는 니코틴이 주의산만의 치료법이 아니라 원인임을 알게 되었습니다. 시험에서는 의지력으로 담배를 피우지 않았던 터라 저는 끊임없이 담배에 대한 욕망으로 산만해졌습니다. 그러나 저는 담배를 피우는 게 선택이 아니라는 진실을 알았기 때문에, 담배를 완전히 떨쳐낼 수 있게 되었습니다. 금연은 그렇게 간단했습니다.

무엇보다 중요한 것은, 제가 집중하는 데 도움이 된다며 의지했던 것이 오히려 저의 집중력을 파괴했음을 깨달았다는 것입니다.

1. 흡연자의 마음속에서는 무슨 일이 있어나고 있는가?

흡연자로서 담배를 피우는 동안 또는 담배를 피우고 나서 덜 산만하다고 느끼기 때문에 담배가 집중하는 데 도움이 된다고 생각할 수 있다. 그렇게 2와 2를 더해서 5를 만들었다. 이제 상황을 다시 보라.

담배를 피우기 전에 당신은 해결책을 내놓기 위해서 충분히 집중하려고 고심하고 있었다. 담배를 피우고 나서는 덜 혼란스러워졌고, 눈앞의 문제에 더 집중할 수 있게 되었다.

그래서 정말로 바뀐 게 있는가? 당신은 담배를 피우기 전에도 마음이 혼란스러웠던 적이 있다. 그렇다면 담배를 피웠다고 해서 더 이상 혼란스러워지지 않았는가? 논리적인 결론은 분명하다. 담배에 대한 욕망이 당신을 혼란스럽게 만들었다는 것이다.

▶ 흡연은 집중력을 파괴한다

무언가에 집중하기 위해서는 혼란을 없애야 한다. 흡연자는 다음 담배를 피울 때까지 니코틴에 대한 열망으로 정신을 산란시킨다. 담뱃불을 붙여서 그 주의산만함을 제거하자마자 당신은 더 잘 집중할 수 있다.

그러나 당신은 비흡연자보다 집중하는 것이 여전히 어렵다.

1. 비흡연자에게는 니코틴 중독으로 인한 산만함이 없다.
2. 흡연은 단지 부분적으로 금단증상의 고통을 완화할 뿐이다.

3. 흡연은 뇌에 산소 부족을 일으킨다.

흡연자는 당연히 이런 큰 문제에 집중해야 한다!

2. 매일의 산만함을 다루기

비흡연자는 때때로 집중하는 데 어려움을 겪고 혼란스럽기도 하다. 흡연이 도움이 될 수 있다는 생각이 오히려 산만함을 더할 것이다.

비흡연자에게는 이러한 혼란에 대해 다음과 같은 두 가지 선택이 있다.

1. 그것에 대해 뭔가를 한다.
2. 생각하지 않는다.

소음이 들리거나 집중력을 저해하는 게 있다면 소음을 멈추거나 다른 곳으로 이동할 수 있다. 무슨 방법으로든 조치를 취하지 않으면 그것들이 당신을 자극할 것이다. 하지만 소음이 창문에 내리는 빗소리처럼 그것에 대해 아무것도 할 수 없는 거라면, 그것에 대해 생각하지 않는 것은 쉽다.

크리스틴이 시험을 보면서 알게 됐듯이 담배를 피울 방법이 없었을 때는 담배 생각을 하지 않는 게 쉽다. 그러므로 담배를 끊으려는 욕구를 완전히 제거하면 집중력이 향상된다.

3. 담배와 지루함

지루함은 당신의 마음을 차지하고 자극할 아무것도 갖고 있지 않다. 그 상황에서 당신은 뭔가를 바꿔보겠다고 울고 있는 작은 괴물을 잊기 위해 해야 할 게 아무것도 없다. 작은 괴물에게 먹이를 주는 것은 부분적으로 그 작은 괴물의 갈망을 덜어주고, 결국 당신의 지루함이 줄어든다는 착각을 불러일으킬 수 있다.

실제로, 니코틴은 중독자에게서 다른 활발한 활동으로 일상을 채우는 능력을 제거함으로써 지루함을 유발한다. 그것은 흡연이 불러오는 혼수상태다. 혹시 담배를 피우면서 "이것이 매혹적인가?"라고 생각한 적이 있는가?

▶ **다른 흡연자들을 관찰하라**

그들은 활동적인가 아니면 지루하고 비참한가?

흡연은 마음을 빼앗는 특별한 활동이 아니다

4. 의지력과 집중

흡연자는 정신적 블록(mental block, 감정적 요인에 의한 생각·기억의 차단)이 있을 때마다 담배를 피우는 간단한 해결책이 있다고 믿도록 세뇌되었다. 문제를 일으키는 것은 바로 이 신념이다. 당신이 진실로 담배 없이는 집중할 수 없다고 믿는다면 실제로 그렇게 될 것이다.

의지력 방법으로 금연할 경우, 여전히 흡연 보조제가 집중력을 제공한다고 믿을 것이므로, 다음에 정신적 블록이 생기면 담배가 도움이 된다는 그 생각에 더 신경을 쓰게 될 것이다. 당신은 담배 한 대로 시험해보고 싶어한다. 그리고 당신의 두뇌가 흡연해야 한다는 생각 때문에 산만해지지 않기 때문에, 당신은 당신의 문제를 해결할 수 있다. 따라서 담배가 도움이 되었다는 믿음은 강화될 수 있다.

유혹에 빠지면 혼란이 계속되고 집중이 불가능해진다. 그것은 니코틴 함정의 독창성의 일부이다. 무엇을 하든지 흡연이 승자가 된다. 그러나 그것은 당신이 "나는 담배를 원해!"라는 반응을 일으키는 세뇌를 제거하지 않았기 때문이다.

"저는 담배를 그리워하지 않았습니다. 단번에 끊었죠. 저는 최면술을 반복해서 시도했지만, 이번에는 완전히 다른 느낌이 들었습니다. 피부가 좋아지고, 기분이 한결 나아졌어요. 저는 더 호흡할 수 있게 되었습니다. 저는 이지웨이가 당신이 담배를 피우는 모든 심리적인 이유를 다룬다는 것 말고 이 방법이 어떻게 효과를 내는지 달리 말할 게 없습니다. 저는 정말로 제 자신을 자랑스럽게 생각합니다. 그리고 금연이 너무 쉽다는 것에 놀랐습니다."

캐롤 해리슨(여배우)

5. 확실성의 획득

▶ 흡연자의 마음에서 의심을 없애면 금연이 쉬워진다

줄담배를 피우는 사람들조차도 담배를 피울 기회가 없음을 알면 몇 시간 동안 기권할 수 있다.

담배를 피우지 않고 장거리 비행을 할 수도 있지만, 기내에서 문제를 일으키지 않는다. 이것은 이 문제가 육체적인 것이지, 정신적인 것이 아님을 증명해준다. 담배를 피울까 끊임없이 유혹당하지 않고 담배를 즐겁게 잊어버릴 수 있는 것이다.

금연하면 정신적 블록이 생긴다. 그때는 단지 어깨를 으쓱하라. 그것은 우리 모두에게 일어나는 일이고, 흡연이 그 같은 상황을 치유한 적이 결코 없음을 기억하라.

▶ 그저 자유로워질 수 있으니

나는 얼마나 운이 좋은지 스스로에게 상기시켜라

note

당신의 개인적인 계획

나는 흡연과 집중에 관해 다음과 같은 요지를 읽고 이해했습니다.

○ 흡연이 집중을 돕는다는 믿음은 TV와 영화 속 인물에 의해 지속된 신화의 일부다

○ 흡연은 집중력을 파괴한다. "나는 담배를 원해!"라고 생각하게 만든다. 그래서 집중하는 게 힘들어지는 것이다

○ 니코틴은 지루함을 유발할 뿐, 지루함을 완화하지 않는다

○ "담배를 피우지 않으면 집중할 수 없다"고 잘못 믿는다면, 그것은 "나는 결국 할 수 없다"고 확신하는 것일 뿐이다

자유로운 비행을 위한 점검

○ 모든 내용을 분명히 이해했다

18장에서 지침이 있을 때까지는 여기에 체크하지 마십시오.

제10장

다른 흡연자들을 조심하라

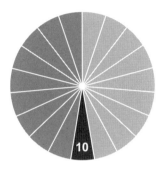

이 장의 목적은 당신이 다시 니코틴 함정에 빠지도록 영향을 주려는 모든 사람들을 알고 있는지 확인하는 것이다. 당신이 무엇이 위험한지 알고 있다면 그걸 피하기란 쉽기 때문이다.

7장에서는 당신이 알고 있는 잘난 척하는 사람들과 투덜대는 사람들의 이름을 적었다. 또한 의지력 방법으로 금연했던 전 흡연자를 조심하라고 경고했다. 왜냐하면 그들은 흡연이 어떤 진정한 즐거움이나 의지처가 된다는 신화를 강화하기 때문이다. 그리고 당신으로 하여금 완전히 자유로울 수는 없다고 생각하게끔 만들기 때문이다. 실제로, 당신은 모든 흡연자들을 조심해야 한다. 그들은 의도하든 하지 않든 당신을 다시 예전으로 돌아가게 할 가능성이 있기 때문이다. 첫 번째 담배를 생각해보라. 담배를 피우라고 권유한 사람이 있었는가? 아니면 전적으로 자진해서 피웠는가? 후자의 경우라면 왜 그게 좋은 아이디어라고 생각했는가? 오해하지 말라. 일단 자유로워지면 흡연자를 피할 필요가 없다. 흡연자들이 당신에게 영향을 미치려고 할 수 있음을 명심하라. 그것을 꿰뚫어 볼 때, 그들은 중독자라는 게 분명해지며, 당신은 동정심을 가지고서 그들을 보기가 쉬울 것이다.

◆ 당신 자신의 고백

당신의 이름을 적으십시오. _____

다른 사람들의 흡연 사실에 대한 기록과 그 영향에 대해 읽었습니다. 이제 당신의 이야기를 하기 위한 시간입니다. 두 페이지를 다 채우지 않아도 됩니다. 원한다면 요점만 적어도 됩니다. 중요한 것은 당신이 어떻게 시작했는지, 어떻게 푹 빠지게 되었고, 누가 당신에게 영향을 주었는지를 생각하는 것입니다. 친구, 관계, 역할모델, 영웅 및 여주인공을 생각해보십시오.

흡연자와 니코틴 중독자가 되는 것에 대해 오늘 어떤 느낌이 듭니까?

_____

_____

_____

당신 스스로 첫 담배를 피웠나요? 아니면 다른 누군가가 당신에게 담배를 피우라고 제안했나요?

_____

여태껏 당신의 친구들 전부가 담배를 피웠나요?

_____

_____

당신의 영웅은 누구였나요? 그(그녀)는 담배를 피웠나요?

_____

_____

담배를 피우기 위해 가장 멀리 간 거리는 얼마나 되나요?

_____

_____

처음으로 담배를 권한 사람이 있다면 누구인가요? 당신이 담배를 피우지 않도록
말린 사람이 있다면 누구인가요?

_____

_____

_____

당신의 흡연이 집 안에 있는 다른 사람들에게 영향을 미치나요? 누구에게, 어떻게
영향을 미치나요?

_____

_____

_____

_____

언제, 그리고 왜 금연하겠다는 결정을 내렸습니까?

_____

_____

_____

_____

1. 부모의 영향

대부분의 흡연자는 청소년 때부터 담배를 피우기 시작한다. 청소년
시절은 우리 모두가 정체성을 찾고 있으며, 이른바 '중2병'이라 불리
는 자신감이 있을 때다. 어떤 사람들에게는 담배를 피우는 게 안전하
다. 무리를 지어 다니는 어느 집단의 일원이 되기 때문이다. 이는 다른
사람들에게는 반항으로 보인다. 흡연은 눈에 띄는 수단이고 자기가
남들과 다르다는 것을 보여주는 방법이다.

우리 모두는 이렇게 다양한 어리석은 이유로 흡연을 시작한다.

부모나 가까운 친척들은 아이들이 니코틴 중독자가 되는 데 중요한 영향을 미친다. 담배를 피우는 부모와 친척들은 자기가 아이들에게 본이 된다는 걸 모르는 것처럼 보인다. 그들은 아이들에게 담배를 피우지 말라고 말하는 것만으로도 충분하다고 생각한다. 하지만 아이들이 부모, 삼촌 또는 숙모가 담배를 피우는 것을 직접 보면서 자기 자신은 흡연을 하지 않도록 주의를 기울여야만 하는가?

부모님이나 가까운 친척이 담배를 피웠나요?	○ 예	○ 아니오
그들은 당신이 담배를 피우지 못하게 금했나요?	○ 예	○ 아니오
그들이 당신에게 담배를 피우라고 권했나요?	○ 예	○ 아니오
그들은 흡연의 치명적인 영향에 대해 경고했나요?	○ 예	○ 아니오
그들은 당신이 '중독될 것'이라고 경고했나요?	○ 예	○ 아니오
그들은 니코틴 함정이 어떻게 작동하는지 당신에게 설명해주었나요?	○ 예	○ 아니오

이 질문들 중 마지막 질문만 빼고 다 "예"라고 답했다면, 부모님이나 가까운 친척이 당신이 흡연자가 되는 데 일정한 역할을 했다고 볼 수 있습니다.

2. 또래 압력

그러나 부모가 첫 번째 담배를 아이에게 의도적으로 공급하는 경우는 드문 일이다. 그 역할은 대개 친구에게 돌아간다. 항상 친한 친구가 아니라 그 친구와 함께해야 한다고 생각하게 만드는 친구다. 그는 당신이 존경하는 사람일 수도 있고, 심지어 두려워하는 사람일 수도 있다. 당신은 조롱을 당하거나 체면을 잃고 싶지 않기 때문에 담배를 입에 가져가야 한다.

3. 역할모델

역할모델, 특히 허구의 캐릭터의 영향은 더욱 미묘하다. 20세기에 작가 또는 시나리오 작성자가 캐릭터를 쿨하고 위엄 있으며 재미있고 독창적이며 강한 인물로 그려내기 위해 일반적으로 사용한 장치는, 그들을 흡연자로 만드는 것이었다. 시고니 위버에서 레오나르도 디카프리오에 이르기까지, 담배를 든 영화배우의 이미지가 무수한 사람들로 하여금 담배를 피우도록 격려했다.

1990년대에는 세계가 흡연의 위험성을 더 인식하게 됨에 따라 할리우드는 자발적인 시도를 보였다. 그 결과 험프리 보가트, 제임스 딘, 오드리 헵번의 시대에 비해 영화에서 흡연하는 장면이 크게 줄어들었다. 그러나 오늘날 할리우드는 1950년대의 수준으로 흡연 장면을 보이도록 되돌아갔다. 이것은 우연이 아니다. 담배 산업은 놀라운 영향력과 깊은 주머니를 갖고 있다.

미국에서 흡연자의 수는 지난 50년 동안 절반으로 줄었다. 그러므로 영화와 같은 예술작품이 인생을 보여준다기보다는, 오히려 인생에 영향을 미친다고 해야 할 것이다

"저는 12세 때부터 담배를 피우기 시작했습니다. 이제 저는 29세이고 다시 자유인이 되었습니다. 저는 항상 제가 되돌아갈 수 없을 줄 알았습니다. 그러나 그렇지 않았습니다. 제 인생에 고맙습니다. 진심으로요. 감사합니다. 감사합니다. 감사합니다…."

미로슬라프 카누레카(슬로바키아)

우리의 지식, 신념, 행동의 대부분은 많은 다른 출처에서 우리에게 전달된 정보의 직접적인 결과다. 그 정보들을 완벽히 이해했기 때문에 다음과 같이 결론을 내려야 하는 것이다. "나는 담배가 나에게 나쁜 거라는 것을 알고 있지만, 담배를 피운다고 내가 어리석다고 할 수는 없다. 의지가 강하고 똑똑하고 성공한, 담배를 피우는 모든 사람들을 보라. 틀림없이 담배가 그들에게 무슨 작용을 하는 것이다."

> 1964년부터 2014년까지 미국에서 성인 흡연자의 비율은
> 42%에서 18%로 감소했다.

4. 담배에 찬성하는 움직임

자기 자신을 독살하면서 다른 사람들도 그와 마찬가지로 자기 방식대로 니코틴을 복용할 권리가 있다고 적극적으로 주장하는 흡연자들이 있다. 그들의 주장은 크게 두 가지로 요약된다.

1. 입증되지 않은 일화성 증거
2. 개인의 자유

이들은 담배회사에서 일하지는 않지만 담배회사를 위해 제품을 판매하는 훌륭한 작업을 수행한다. 그들은 하루에 40개비를 피웠으면서도 오래오래 살고 있는 흡연자와 50세에 폐암으로 사망한 비흡연자의 사례를 인용할 것이다. 그래서 흡연이 실제로 당신에게 유익하다고 주장할 것이다!

그리고 슬픈 사실은 많은 지적이고 논리적인 사람들이 흡연이 세계에서 가장 거대한 살인자임을 보여주는 수십만 개의 통계보다, 거기

에 예외가 있다는 증거를 받아들이고 있다는 것이다.

건강에 대한 논쟁에서 벗어나는 사람들은 두 번째 요점, 즉 모두가 불법이 아니라면 원하는 대로 자유롭게 즐길 수 있다는 점에 고무되어 있다. 이것은 개인의 자유에 대한 우리의 의식과 국가의 돌봄에 대한 고의적인 저항에 다가가는 것이다.

그러나 그들은 두 가지 근본적인 진실을 간과하고 있다.

1. 흡연자는 자유가 없다. 그들은 흡연하기로 선택한 게 아니다. 그들은 흡연에 대한 통제력이 없다. 그들은 중독자다.
2. 아무도 흡연을 좋아하지 않는다. 그들은 자기가 마약 중독자이고 담배를 못 피우게 되면 비참하기 때문에 담배를 피울 뿐이라고 생각한다.

5. 위기의 지점

다른 흡연자의 영향을 인식하는 것이 도움이 된다. 그들은 우리가 흡연자가 되도록 처음으로 담배를 피우게 하는 데 영향을 미칠 뿐만 아니라, 담배를 끊은 후에도 우리를 함정에 다시 끌어들이려고 시도할 수 있기 때문이다.

함정으로 되돌아가는 위험 상황을 인지하는 것도 도움이 된다. 가장 위험한 시기는 자동차 충돌, 사별, 실직 또는 파트너와의 결별 같은 삶의 위기를 겪을 때다. 이러한 일을 겪을 때 종종 위로하면서 담배를 건네는 흡연자를 만나게 된다.

왜 그들은 담배를 제공하는가? 위로만으로도 충분한데 말이다. 그러나 흡연자들은 전 흡연자가 함정에 빠지는 것을 보면서 자신만의 편안함을 느낀다. 자기가 담배로부터 탈출하지 못한 것에 대해 기분이 나아지는 것이다.

그게 당신을 중독으로 돌아가게 하는 흡연자의 의식적이고 악의적인 행동이라고 말하는 것이 아니다. 그들은 인식 자체가 중독에 의해 완전히 뒤바뀌었다. 그렇기 때문에 오히려 그들은 당신에게 담배를 건네면서 지금 호의를 베풀고 있는 거라고 진정으로 믿을 것이다.

> "저는 20년 이상 하루에 담배 한 갑을 피운 사람입니다. 저는 지금 비흡연자로서 6개월째 살고 있습니다. 뭐라 감사의 말을 전해야 할지 모르겠습니다. 제가 아는 모든 흡연자들을 위해 이 책을 사고 있습니다."
>
> 줄리 골디츠(미국 플로리다 주)

의지력을 잃은 다른 흡연자들과 전 흡연자들의 영향에 대비하고 다음의 한 가지 사실을 상기해보라.

▶ 모든 흡연자가 거짓말을 하고 있다

그들은 단지 그렇게 해야 하기 때문에 자기 자신과 다른 사람들에게 거짓말을 한다. 그것이 모든 더러움, 즉 기침과 쌕쌕거림, 노예생활과 굴욕을 지속할 수 있는 유일한 방법이기 때문이다. 그들은 담배로부터 어떤 이득을 얻고 있다고 스스로를 확신시켜야 한다. 그래서 그들은 결국 자신의 거짓말과 다른 흡연자들의 거짓말을 믿게 된다.

그러므로 다시 비흡연자가 되면 얻게 되는 가장 큰 즐거움 중 하나는, 더 이상 거짓말을 하지 않아도 된다는 것이다. 자유롭다는 느낌은 멋진 것이다. 흡연자가 '담배를 피우지 않고' 어떻게 살 수 있는지 궁금해할 필요는 없다. 오히려 당신은 흡연자가 담배를 피우는 것을 즐긴 적이 없다는 것을 알고 있다. 일상생활에서 담배를 피우지 않는 것을 당신은 진정으로 즐긴다. 자유를 향해 탈출함으로써 얻게 된 그 절대적인 기쁨을 진정으로 즐기는 것이다.

한때 너무나 자신감 있고 통제력이 뛰어난 사람이 흡연함으로 인해 비참하고 패배한 모습으로 변한 걸 보는 것은 비극적인 일이다. 그러나 이러한 일이 유명인사들에게 많이 일어났다. 아마도 흡연의 결과로 파괴된 사람들을 개인적으로 알고 있을 것이다. 마음속 깊은 곳에서, 당신은 그들이 담배를 피우는 게 쿨하거나 매력적이어서가 아니라, 당신처럼 속아서 담배를 피웠음을 알고 있다. 흡연은 그들의 성격과 카리스마를 보여주기는커녕, 오히려 그것들을 파괴했다.

▶ 모든 약은 거짓말 중독을 시킨다

"24년 동안 떠올랐던, 담배를 피워야 한다는 생각이 사라졌습니다. 그 환상이 사라졌어요. 저는 비흡연자입니다!! 저는 이 책을 남편 손에 확실히 쥐어주었습니다."

미셸(미국 텍사스 주 러복 시)

담배회사들은 비히스패닉계 흑인과 백인계 미국인의 흡연이 감소하면서, 비히스패닉계 흑인과 히스패닉계 모두에게 집중적으로 담배를 상품화하는 것을 목표로 삼았다. 여기에는 해당 지역사회를 겨냥한 미디어 광고, 시민단체 및 체육, 문화, 엔터테인먼트 이벤트가 해당된다. 2006년에는 5대 담배회사의 담배광고 및 판촉 활동비가 125억 달러를 기록했다(출처: 미국 폐 협회).

한번 환상을 꿰뚫어 보면 다시는 바보가 될 수 없음을 기억하라. 진실은 의심할 여지가 없다.

▶ 흡연은 위기를 종식시키지 않는다

　오히려 흡연이 위기를 야기한다

---

note

당신의 개인적인 계획

나는 다른 흡연자의 영향에 대해 다음과 같은 점을 읽고 이해했습니다.

○ 흡연이 일종의 즐거움이나 의지처가 된다는 신화를 영속시키는 사람들은 잘못 알고 있는 것이다

○ 흡연자에게는 자유가 없다. 그들은 담배를 피우기로 선택하지 않는다. 사실 그들은 흡연에 대한 통제력이 없다

○ 아무도 흡연을 좋아하지 않는다. 그들은 자기가 마약 중독자이고 담배를 피우지 못하게 되면 비참하기 때문에 담배를 피운다고 생각할 뿐이다

○ 흡연은 위기를 경감시키지 못한다. 오히려 악화시킨다. 훨씬 더 나쁘게!

○ 흡연자들 중에는 나로 하여금 담배를 피우게 해서 내가 아닌 자기 자신을 위로하는 사람들이 있다

자유로운 비행을 위한 점검

○ 모든 내용을 분명히 이해했다

18장에서 지침이 있을 때까지는 여기에 체크하지 마십시오.

제11장

대용품을 피하라

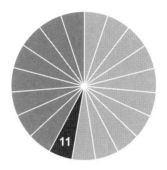

많은 흡연자들은 그들이 '습관'에서 벗어나는 동안, 니코틴에 대한 필요를 제공해줄 수 있는 대용품을 찾으면 금연하는 게 더 쉬울 거라 믿고 있다. 이것은 그들이 자기가 빠져 있는 함정을 완전히 오해하고 있음을 보여준다. 진실은, 대용품이 있다고 해서 금연하지는 않는다는 것이다.

점점 더 많은 정부가 공공장소에서 담배를 피우는 것을 불법화함에 따라 담배업계는 연기가 없는 대체물에 관심을 돌렸다. 전자담배는 담배처럼 빨면서 니코틴을 제공해준다는 이유로 일시적으로 대유행이다.

흡연자들은 그들이 두 세계에서 최고를 얻고 있다고 생각하고 있다. 그들은 자기 스스로를 죽이는 것을 걱정하지 않고도 니코틴 중독을 충족시킬 수 있다. 그들이 깨닫지 못하는 것은, 전자담배가 그들을 함정에 빠뜨리고 있다는 점이다. 여전히 니코틴의 노예가 되어 언제라도 아차 하면 담배를 피우게 된다는 점을 깨닫지 못하고 있는 것이다. 양이 좀 줄지는 몰라도 그들은 어쨌든 담배를 계속 피우게 될 것이다. 결과는 여전히 치명적이다.

1. 다른 니코틴 제품들

니코틴 중독을 충족시킬 대체법은 흡연을 제외하고는 항상 있었다. 빅토리아 여왕의 시대까지 코담배는 아주 유명했다. 가루로 짜낸 담배 한 덩어리를 코에 간단하게 갖다 댔다. 미국 개척시대의 거친 서부에서는 씹는 담배가 선호되는 흡연법이었다. 우리는 담배를 항상 뱉어내고 있는 캐릭터들이 등장하는 카우보이 영화를 보았다. 혹시 씹는 담배를 이용하고 우연히 주스를 삼켰다고 해보자. 그럼 왜 계속 침을 뱉는지 이해할 수 있을 것이다. 그런데 씹는 담배는 노련하게 씹는 사람들에게조차 역겨운 맛을 냈다. 역겨울 뿐만 아니라 치명적이었다.

현대적인 씹는 담배 및 흡연에 대한 또 다른 인기 있는 대안은 스누스다. 스누스는 당신의 입술과 잇몸 사이에 위치시키는, 담뱃가루를 담은 작은 주머니다. 스누스는 니코틴이 당신 잇몸의 얇은 피부를 통해 혈류로 스며들게 할 수 있다. 특정 국가에서만 사용할 수 있다.

매우 매력적이지 않은가? 그러나 담배 산업은 특정 국가에서 스누스 마케팅에 막대한 금액을 쏟아붓는다. 형형색색으로 포장하고 달콤한 풍미를 내서 사용자가 취할 수 있는 최대한의 편리성을 제공하면서 말이다.

왜 그렇게 오래가는 것 같은가? 그들은 흡연자가 금연하도록 돕기 위해 노력하고 있는가? 아니면 독점금지법을 폐지하고, 이익을 늘리고, 흡연을 지속시키기 위해 독창성을 발휘하고 있는 것인가? 그들의 목표는 당신이 담배를 피울 수 있을 때는 담배를 피우고, 그렇지 못할 때는 다른 제품을 사용하도록 하는 것이다.

▶ **니코틴 중독은 단지 흡연의 위험 중 하나가 아니며**
사람들이 계속 담배를 피우는 유일한 이유이다

2. 대체 이론

환자가 담배를 끊도록 돕는 의사가 담배 산업과 동일한 치료법을 처방하는 것은 이상한 일이 아닌가? 그들은 그것을 니코틴대체요법 (NRT, nicotine replacement theory)이라고 부른다. 그러나 그것은 니코틴 유지·관리 치료라고 불러야 한다.

이 이론은 "금연이 힘든 가장 큰 이유는, 금단증상이라는 고통에 대처해야 하기 때문이다"라고 말한다.

따라서 흡연의 다른 측면을 극복하면서 대체품을 통해 니코틴을 섭취할 수 있다면, 완전히 자유롭게 될 때까지 니코틴 섭취량을 조금씩 줄일 수 있다는 것이다.

그것은 충분히 간단한 방법으로 들린다. 그러나 NRT는 비참하게 실패했다. 니코틴 껌 및 패치와 같이 의료업계에서 권장하는 NRT 솔루션은 담배업계에서 행해지는 대안처럼 니코틴에 항상 의존하고 있다. 그리고 사람들은 사무실, 비행기 또는 기차같이 담배를 피울 수 없는 상황에서 담배를 피우는 대안으로 그것들을 사용한다. 하지만 흡연자가 담배를 피울 수 있게 되면, 즉시 담배를 피울 수 있는 것이다.

모든 니코틴 대용품은 니코틴의 정기적인 필요를 유지하고, 니코틴 함정이라는 덫에 단단히 걸려 있는지 확인해주는 것일 뿐이다.

누가 평생 동안 니코틴에 의존하고 싶어하는가? 전자담배나 다른 형태의 니코틴 사용으로 인한 장기간의 위해를 확인하는 데는 수년이 걸릴 것이다. 그러나 몸 깊숙이 매시간마다 독을 섭취하는 모든 니코틴

중독자들은 스스로에게 엄청난 피해를 입히고 있는 것이다

3. 마약 중독자들

대부분의 사람들은 주사를 싫어한다. 주사바늘이 자기 몸에 들어가는 것을 볼 수 있는 단호한 사람마저도 그들이 실제로 주사를 맞으면 즐겁다고 결코 말하지 않을 것이다. 그러나 헤로인 중독자는 주사바늘이 자신의 피부를 관통할 때까지 기다릴 수 없다.

헤로인 중독자는 스스로 주사를 즐기지 않는다. 그것은 그들이 마약을 투입하기 위해 거쳐야 할 과정일 뿐이다. 흡연자는 니코틴에 중독되어 있는 것 외에는 다른 어떤 이유로도 흡연을 하지 않는다. 흡연은 마약을 얻기 위해 통과하는 과정이다. 그러나 그들은 신화의 층 아래에 진실을 묻은 채 모든 종류의 즐거운 이유를 갖다 대면서 실제로 그런 척한다. 즉 사회생활에서 의지처가 되어서, 집중할 수 있어서, 맛이나 냄새가 좋아서 담배를 피운다는 것이다.

대용품을 사용한다고 해도 당신은 니코틴 함정에서 벗어나지 못한다. 그것은 당신을 헤로인 중독자와 똑같은 위치에 갖다놓을 뿐이다. 당신의 남은 인생을 마약 중독자로 보내게 하는 것이다. 당신은 어떤 형태로든 니코틴을 복용할 수 있다. 그것은 패치, 껌, 젤, 전자담배, 스

누스 또는 알약일 수 있다.

> "저는 알렌 카에게 빚을 지고 있습니다. 저는 이 책을 읽은 사람에게
> 첫날, 첫 주 또는 첫 달에 금연하게 될 거라고 격려의 말을 해주고 싶
> 습니다. 5분 후에 세상이 끝난다고 할 때 누군가가 제게 담배 한 개
> 비를 준다면, 저는 그 5분을 기침과 구토를 하면서 보내지는 않을 것
> 입니다. 저는 더 이상 담배를 원하지 않습니다. 그게 영원한 금연과
> 그렇지 않은 금연의 차이입니다."
>
> 브래드(미국)

1장에서는 금연하고 싶은 이유에 대해 적었다. 우리는 이미 금연을
하는 이유는 건강을 비롯하여 많은 이유가 있다는 것을 입증했다. 그
리고 실제로 건강에 대한 두려움만으로는 금연할 수 없다. 흡연자들
이 그럴 수 있었다면, 그 주제로 쓴 한 챕터만으로도 흡연의 세계를
치료할 수 있을 것이다.

금연함으로써 얻을 수 있는 다른 이점을 생각해보라.

돈	당신은 남은 생애 동안 수만 파운드(또는 달러)를 절약할 수 있다.
노예생활	당신은 니코틴 중독으로부터 해방된 느낌을 즐길 것이다.
집중	니코틴 금단증상으로 인한 부정적인 산만함이 없어지고, 두뇌만 건강하다면 집중이 잘될 것이다.

스트레스	니코틴 금단증상으로 인해 스트레스가 더 늘어나지는 않기 때문에 당신은 더 편안하고, 나쁜 기분에 덜 휩싸이게 되며, 짜증을 덜 느끼게 된다. 당신은 스트레스를 쉽게 처리할 수 있다.
자기 존중	당신이 오물과 냄새와 퇴보로부터 떠나 영구적으로 자유로워지는 것이니 그게 얼마나 자랑스러운 일인지 생각해보라. 당신은 자유롭다!

이러한 모든 혜택은 흡연뿐만 아니라 니코틴에서 자유롭게 되는 것에 달려 있다. 불필요하게 돈을 쓰고, 노예처럼 느껴지고, 집중력을 잃고, 스트레스를 받고, 변덕스럽고, 자신을 경멸하게 만드는 것은 니코틴 중독이다.

▶ 담배는 끊었지만 니코틴 공급을 유지한다면 도움이 되지 않는다
함정에 갇히게 됨 뿐이다

"누군가가 저에게 알렌 카의 책을 주었습니다. 저는 이 책이 매우 유용하다는 것을 알았습니다. 훌륭한 책입니다."

루 리드(록 스타)

4. 프라이팬 밖으로

의료계가 니코틴 대체물질을 홍보하기 위해 펼치는 주장 중 하나는, 니코틴 중독을 없애지는 못했을지라도, 적어도 흡연과 관련된 다른 유해한 독극물을 섭취하지는 않는다는 것이다. 다른 말로 하면, 그들이 당신에게 제공할 수 있는 최선은, 당신이 나머지 것들에 푹 빠져들게 해서 독의 일부를 제거하는 것이다. 그러나 이 책을 읽는 주된 동기 중 하나가 니코틴에 의해 통제받는 노예상태로부터 자유로워지는 것 아닌가?

▶ 남은 인생 동안 니코틴에 중독되어 사는 삶은 끔찍함 그 자체다

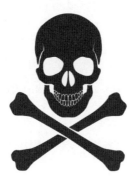

위험: 독!

니코틴은 강력한 독이다

니코틴에 푹 빠져 있는 한, 그 독약과 관련된 건강상의 위험에 취약해질 수 있다. 그리고 니코틴 대용품은 담배보다 더 많은 양의 약물을 전달한다. 예를 들어 껌의 경우 일반적으로 2~4mg이며, 담배는 1mg이다.

담배회사인 RJ. 레이놀드의 데이비드 하워드에 따르면 소비자들은 각 담배 제품의 잠재적 위험에 대한 정보를 알고 있어야 한다.

"안전한 사람, 위험하지 않은 사람은 아무도 없다"

건강 자체는 논외로 하더라도 니코틴 중독의 노예상태에서 벗어났을 때의 정신적인 웰빙 측면에서 볼 때 대용품은 전혀 대안이 될 수 없다.

쉽게 담배를 끊고 평생 동안 니코틴으로부터 자유로워질 수 있는데, 왜 그것을 귀찮아 하는가?

다섯 번째 지침

☞ 이지웨이와 모순되는 모든 조언을 무시하라

"가능한 모든 방법을 시도해봤습니다. 저는 이 책이 어떻게 금연을 도울 수 있는지 이해할 수 없었습니다. 다른 사람들의 성공 스토리를 듣고 저는 알렌 카의 책을 주문했습니다. 저는 이틀 동안 이 책을 읽고, 그날 밤 마지막으로 담배를 피웠습니다."

캣(미국 콜로라도 주)

니코틴 제품을 사용해서 담배를 끊으려는 흡연자는 거의 항상 다시 흡연을 한다. 그 이유는 간단하다.

▶ 니코틴 대체품들은 결코 흡연 욕구를 제거하지 않는다

흡연 욕구는, 작은 괴물이 니코틴 복용을 부르짖고, 큰 괴물이 작은 괴물의 그 울음소리를 "나는 담배를 원해!"라고 해석함으로써 나온다. 그러므로 큰 괴물을 살아 있는 상태로 유지하는 한, 당신은 항상 담배의 유혹에 취약할 수밖에 없다.

당신이 파티에 있고 패치를 깜빡하고 가져오지 않았거나, 껌을 다 씹었거나, 전자담배가 고갈되었거나 해서 니코틴이 떨어지면 어떻게 될까?

누군가가 당신에게 담배를 제공한다. 당신은 생각한다. "한 개비만 피우는 건데 해롭지 않겠지." 그래서 당신은 그 담배를 받아 든다. 그리고 스스로 알아채기도 전에 담배로 돌아오게 된다.

흡연의 모든 장점은 있고, 흡연으로 인한 불이익은 전혀 없는 대안
이 있다면 어떨까?

▶ 좋은 소식이 있다!

"정말 감동했습니다. 알렌 카의 성공과 명성에도 불구하고 속임수가
없었으며 전문적인 접근 방식은 가정의가 존경할 만한 것이었습니
다. 누구에게나 이 방법에 대해 의학적으로 보증하게 된 것을 기쁘게
생각합니다."

브레이(의학박사)

흡연 및 니코틴 중독과 관련된 단점이 없는 대안이 있다.

  X 건강에 좋지 않음

  X 정신의 악화

  X 비용

  X 더러움

  X 오명

  X 노예상태

  X 두려움

그리고 모든 지각된 장점

- ✓ 이완
- ✓ 행복
- ✓ 자신감
- ✓ 제어
- ✓ 자유

▶ 금연! 그것만이 유일한 대안이다!

당신이 담배에 불을 붙이면서 매번 얻고자 하는 그 안도감은, 당연히 비흡연자가 그냥 느끼는 것이다. 비흡연자는 니코틴 금단증상으로 인한 공허감과 불안감을 느끼지도 않고, 담배를 원하게 되는 악조건에서 살면서 고통받지도 않는다. 당신이 담배를 피우는 유일한 이유는, 그 감정을 덜어주기 위해서다.

즉, 담배를 피우는 유일한 이유는 비흡연자와 같은 느낌을 갖기 위해서다. 진정으로 그렇게 하는 유일한 길은 비흡연자가 되는 것이다.

"지난 20년 동안 저는 영국의 국제적으로 유명한 금연 전문 학자 알렌 카가 운영하는 클리닉에 금연하기를 원하는 고객들을 보내고 있습니다. 알렌은 매우 높은 성공률을 기록하고 있습니다."

캐롤 캐플린(토니 블레어 전 총리 보좌관)

5. 육체적인 또는 정신적인

니코틴 대체 이론에 또 하나의 결함이 있다. 아마 당신은 그것을 발견했을 것이다.

패치, 껌 및 전자담배와 같은 니코틴 제품은
흡연 문제의 1 %만을 처리한다.

문제의 99%는 심리적인 것이다.

아마도 당신은 '알렌 카의 이지웨이'가
왜 그렇게 효과적인지 알 수 있을 것이다.

니코틴 금단증상이라는 물리적인 고통은 거의 감지할 수 없을 정도로 경미하며 며칠 이내에 사라진다. 이 금단증상이라는 고통은, 실은 작은 괴물이 죽음을 앞두고 위협을 받는 신호이며, 그것이 니코틴 노예생활의 끝을 의미한다는 것을 알게 되면 실제로는 기쁨의 원천이 된다.

작은 괴물을 죽이는 것은 쉽다. 단순히 다음 번 니코틴 복용을 거부하면 작은 괴물은 매우 빨리 죽을 것이다.

▶ 큰 괴물과 씨름하는 데 실패했을 때만
작은 괴물을 죽이는 것이 어렵다

세계보건기구(WHO)는 담배회사들이 새로운 시장으로 초점을 이동함에 따라 향후 20년 동안 예상되는 1억 명의 담배 관련 사망 중 70%가 개발도상국에서 발생할 것으로 추정했다.

담배를 피우지 않으면 박탈감과 비참함을 느끼게 만드는 것은 큰 괴물이다. 작은 괴물을 죽일 만큼 충분히 오랫동안 담배를 피우지 않더라도 진정한 스트레스와 같은 다른 요인이 큰 괴물을 자극해서 "나는 담배를 원해!"라고 생각하게 만든다.

당신은 오랫동안 유혹에 저항할 수 있다. 어떤 사람들은 남은 생애 동안 그렇게 유혹을 거부하면서 사는데, 그것은 박탈과 불행의 삶이다.

'알렌 카의 이지웨이'를 사용하면 담배를 피우려는 욕구를 완전히 없앨 수 있다.

6. 비니코틴 대체품들

의지력 방법으로 금연을 시도하는 흡연자들은 과자나 초콜릿 같은 다른 대용품으로 눈을 돌려서 그들의 희생을 보상하려고 한다. 하지만 이것은 문제를 해결하는 게 아니다. 단순히 이동하는 것이다.

▶ 절대 대체물을 사용하지 말라
무해하다거나 제로 칼로리인 것도 말이다

니코틴이든 아니든 간에 모든 대용품들이 엄청나게 나쁜 이유는, 당신이 금연할 때 희생하고 있다는 그 환상을 영속시키기 때문이다.

배고픔과, 니코틴 금단증상으로 인한 공허감과 불안감을 혼동하기 쉽다. 금연 후 첫날, 작은 괴물이 죽어가고 있을 때, 먹으면서 안도감을 느낄 거라고 생각할 수도 있다. 이것은 우리가 씨름해야 할 다음 신화로 우리를 인도한다.

▶ 금연하면 살이 찔 것이다

당신의 개인적인 계획

나는 흡연 대체물에 대해 다음과 같은 점을 읽고 이해했습니다.

○ 니코틴 중독은 흡연의 위험 요소가 아니다. 니코틴 중독은 사람들이 담배를 계속 피우는 유일한 이유다

○ 니코틴 중독자로 남기를 선택하는 것은, 끈적거리는 신발을 신기를 선택하는 것과 같다

○ 니코틴은 강력한 독약이다. 무연의 대용품은 안전하지 않다

○ 다섯 번째 지침: 이지웨이와 모순되는 모든 조언을 무시하라

○ 대용품 사용자는 흡연 욕구를 절대로 제거하지 않는다

○ 대용품은 당신이 담배를 끊을 때 희생하고 있다는 환상을 영속시킨다

○ 심지어 칼로리가 없는 대용품도 사용하지 말라

── 자유로운 비행을 위한 점검 ──

○ 모든 내용을 분명히 이해했다

18장에서 지침이 있을 때까지는 여기에 체크하지 마십시오.

제12장

체중 감량이라는 신화

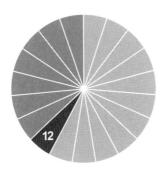

흡연에 대한 모든 신화들 가운데 가장 흔한 오해 중 하나는 "흡연하면 날씬함을 유지할 수 있다"는 것이다. 이것은 사실이 아닐 뿐만 아니라 진실과 반대다.

당신의 현재 체중을 여기에 쓰십시오. _____

당신이 금연하고 나면, 이것을 다시 참고해서 행복한 비흡연자가 되어 체중이 어떻게 영향을 받고 있는지를 확인할 수 있다.

흡연이 날씬함을 유지케 한다는 신화는 피곤한 영화배우와 담배를 피우고 있는 슈퍼모델의 이미지로 뒷받침된다. 시가를 빨아먹는 뚱뚱한 사업가의 이미지는 어떤가? 시가에서 나는 연기가 당신을 뚱뚱하게 만드는 동안 우리는 담배 연기가 당신의 날씬함을 유지한다고 믿어야 하는가?

오늘날 전 세계적으로 2억 5천만 명의 여성 흡연자가 있다. 현재의 추세가 지속된다면 이 숫자는 2020년까지 3억 4천만 명으로 증가할 것이다(출처: WHO).

1. 진실의 그림

체중 조절이 어려운 사람은 시가 흡연자만이 아니다. 대부분의 담배 흡연자, 특히 무거운 흡연자들이 그러하다. 어떤 사람들은 이것을 중독적 성격이라 치부한다. 담배를 끊을 수 없듯이, 먹는 것을 멈추지도 못한다는 것이다.

흡연과 과식 사이에는 연관성이 있지만, 성격이나 니코틴 중독과 관련된 모든 것과는 연관성이 없다.

다시 한 번 니코틴 중독은 환상을 만들어내기 위해 실제 그림을 뒤집는다

▶ 흡연은 체중 감량에 도움이 되지 않는다

하지만 잘못된 방식으로 담배를 끊으려고 노력하다가 체중을 늘릴 수는 있다

많은 흡연자들이 의지력 방법으로 금연하려고 할 때 체중이 늘어난다. 당신은 아마 이런 일을 겪은 사람들을 알고 있을 것이다. 심지어 당신도 그렇게 될 수 있다. 우리는 지성이 본능을 무시할 때 생기는 문제를 보았다. 또한 우리는 배고프다는 느낌을 얼마나 니코틴 금단증상으로 인한 공허감과 혼동할 수 있는지를 보았다. 둘은 거의 구별할 수가 없다.

흡연자는 아침에 일어나서 두 가지 기분, 즉 음식에 대한 갈망과 니코틴에 대한 갈망을 경험한다. 당신은 그 둘 다를 만족시키지 않고 밤을 지냈다. 그래서 충동이 강한 것이다.

그러나 한 느낌과 다른 느낌을 구별할 수는 없다. 두뇌의 큰 괴물은 두 신호를 모두 "나는 담배를 피우고 싶어요"라고 해석할 것이기 때문이다.

실습

오늘 배가 고프거나 식사시간이 다가올 때마다 육체적으로나 정신적으로 어떻게 느끼는지 기록하십시오. 흔한 증상은 불안, 초조, 주의산만, 불편함, 공허감, 불안감입니다. 그것들은 매우 미묘한 감각입니다. 만약 당신이 집중하지 않는다면, 당신이 그렇다는 것을 쉽게 깨닫지 못할 수 있습니다. 그러니 집중해서 당신이 느끼는 바를 여기에 적어보십시오.

_____

_____

_____

_____

_____

_____

_____

_____

_____

"저는 이 책을 영원히 고맙게 여길 겁니다. 이 책은 모든 건강상의 혜택은 말할 것도 없고, 수백 달러를 절약해주었습니다. 누가 이 책을 읽든지 모두 금연하게 될 것입니다. 이 방법은 간단합니다! 다시 한 번 감사합니다, 알렌!!!!"

크레이그 N(캐나다 온타리오 주 셸번 시)

2. 영구적인 배고픔

이것을 66쪽에 당신이 니코틴 금단증상에 대해 쓴 메모와 비교해 보라. 둘이 어떻게 비교되는지를 보라.

흡연자는 담배에 불을 붙임으로써 공허감에 반응하는 경향이 있다. 하지만 담배를 피우지 못할 때는 어떻게 되는가? 당신이 담배를 피우면서 니코틴에 대한 내성을 키우는 한, 금단증상이라는 괴로움에서 완전히 벗어날 수 없다.

따라서 흡연자는 항상 영구적인 굶주림과 같은 것을 느끼고 있다. 그들이 담배를 많이 피우면 그 빈도는 높아진다. 담배를 피울 수 없을 때 그들은 먹음으로써 공허감을 채운다.

이것이 무거운 흡연자들이 당신이 기대했던 대로 마르기는커녕 과체중인 경우가 많은 이유이다.

▶ **흡연자는 비흡연자가 먹는 것을 끝내고 느끼는**
  그 완전한 만족감을 결코 즐기지 못한다
  그래서 그들은 항상 더 많이 먹는 경향을 보이는 것이다

배고픔을 만족시키는 것은 우리가 충분히 먹었는지 어떻게 알 수 있는가의 문제다. 그것은 우리의 체중 조절을 돕는 자연의 신호이다.

우리가 충분히 만족한다고 느끼지 않는다면, 우리는 항상 더 많이 먹고 싶다는 충동을 느낄 것이다.

비흡연자는 몸의 자연스러운 신호를 더 많이 접하기 때문에 박탈감을 느끼지 않고 체중을 조절할 수 있다.

3. 편안한 식사

우리가 비참함을 느낄 때 하는 일 중 하나는 먹는 것이다. 우리는 기운을 북돋는 건강하고 영양가 있는 음식이 아니라, 탄수화물 함량이 높고 설탕이 든 인스턴트 음식에 의지한다. 모든 사람들이 때때로 비참하다고 느끼며, 그때 소위 '먹는 걸로 낙을 삼기'가 쉽다. 하지만 비흡연자는 니코틴의 노예라는 비참함이 없기 때문에 흡연자보다 먹는 걸 덜 낙으로 삼는 경향이 있다.

의지력을 잃은 전 흡연자는 비흡연자가 겪지 않는 불행을 겪는다. 그들은 희생을 하고 있다고 생각하는 것이다. 잘난 척하는 사람들과 투덜대는 사람들을 기억하는가? 그들은 박탈감과 독선적인 느낌을 갖기 때문에 과자, 초콜릿, 케이크를 비롯한 살을 찌우는 다른 음식으로 자기 몸에 '보상'을 한다.

이것은 이지웨이가 아닌 의지력 방법으로 금연할 때 일어나는 일임을 기억하는 것이 중요하다.

▶ 이지웨이로 금연하면 박탈감이 없으므로
담배를 무언가로 대체해야 할 필요성을 느끼지 못한다

"7년간 저는 젊은 사람들이 참아서는 안 되는 수많은 다른 열망을 참아가며 담배에 상당한 돈을 썼습니다. 저는 제 자신을 의지처인 담배가 없으면 스트레스로 지치고 자신감이 없는 사람이라 생각했습니다. '알렌 카의 이지웨이' 덕분에, 저는 담배를 완전히 끊었을 뿐만 아니라 매일을 고대합니다."

잭 세이무어(영국 서비튼 시)

4. 신진대사 이론

흡연이 신진대사를 가속화하기 때문에 금연하면 체중이 늘어난다는 말을 들었을 것이다. 즉 이 이론은 흡연을 멈추면 신진대사가 느려져서 칼로리 소모가 줄어든다는 것이다. 큰 괴물은 실제 증거와는 완전히 반대되는 관점을 제시하는 이 같은 소위 '전문가'의 이론 덕분에 만들어졌음을 기억하라.

과체중이 될지 여부를 결정하는 요인은 다음 두 가지다.

1. 당신이 먹는 양
2. 당신이 소모하는 칼로리의 양

흡연은 영구적인 굶주림을 유발하기 때문에 필요한 것보다 더 많이 먹게 한다. 또한 흡연하면 체내 에너지와 폐 용량이 낮아져 칼로리가 덜 연소되기 때문에 운동하기가 어렵고, 운동 자체를 매력적으로 보이지 않게 한다.

흡연자는 흡연을 못하게 되는 활동을 피하는 경향이 있기 때문에 운동에 대해 냉담해진다. 운동량이 적을수록 더욱더 냉담해진다.

운동은 기분 좋은 호르몬을 자극해서 당신을 진정으로 고취시켜준다. 니코틴과 달리 운동이 끝난 후에도 충돌이 없다. 정신적 혜택은 오래 지속되며 동등한 보상을 돌려준다.

신진대사율에 미치는 흡연의 영향은 미미하다. 신진대사율은 느려지지만 담배를 피운다고 칼로리나 지방이 연소되지는 않는다. 자전거 페달을 밟으면 칼로리가 소모되는 것을 보라! 칼로리 소모에 얼마나 많은 노력이 필요한지 알 수 있다. 단순히 말해서, 흡연은 그렇게 하지 않는다.

5. 식욕에 대한 신화

흡연은 효과적인 식욕 억제제가 아니다. 그러나 흡연자로서 우리는 그렇다고 생각한다. 그 이면에는 몇 가지 이유가 있다.

첫째, 이미 언급했듯이, 흡연자가 의지력 방법을 써서 금연했을 때 그들은 더 많이 먹고 마시는 것으로 대체하는 경향이 있다. 그것이 체중이 늘어나는 이유이다. 하지만 그 과정이 오히려 흡연이 식욕을 억제한다는 이론을 확인시켜주는 것으로 보이는 것이다. 니코틴 금단증상으로 인한 공허감과 불안감은 배고픔과 같아서 종종 잘못 이해된다. 당신은 담배를 피우고, 공복감이 사라진다. 당신은 담배가 배고픔을 경감시켰다는 속임수에 넘어간다.

비흡연자가 극심한 배고픔을 느꼈는데 잠시 동안 먹지 않으면 어떻게 되는지 알고 있는가? 배고픔으로 인한 고통은 사라진다. 흡연자들도 똑같다. 그들이 담배를 피우든 피우지 않든 말이다. 하지만 그들은 이 경우에 담뱃불을 붙이고, 담배를 신뢰한다. 다시 식욕 억제의 환상은 유지된다.

'다이어트 담배'라고 홍보하는 담배 브랜드를 본 적이 있는가?

"이 담배를 칼로리 조절 식단 중 하나로 사용하면 식욕을 억제해줘서 체중을 줄이는 데 도움이 됩니다."

그렇게 주장하는 담배 브랜드는 없다. 다음과 같은 단순한 이유 때문이다.

담배는 효과적인 식욕 억제제가 아니다

담배가 식욕을 억제하는 효과가 있었다면, 담뱃갑을 통해 그렇게 말했을 것이다. 그게 사실이라면 아무도 담배회사가 그렇게 말하는 것을 막을 수 없었을 것이다.

6. 변칙들

물론 일부 흡연자는 마르고 일부 비흡연자는 과체중인 경우가 있는 게 사실이다. 이러한 사실이, 흡연이 영구적인 배고픔을 주고 운동에 대해 무감각하게 한다는 이론을 반증하는가?

전혀 그렇지 않다. 요점은, 흡연과 체중 조절은 별개의 문제라는 것이다.

▶ 담배를 피운다고 체중 문제가 해결되지 않으며
금연한다고 체중 문제가 생기지도 않는다

그러나 비흡연자보다 체중 문제가 더 많이 발생할 수 있다. 다음에 흡연자 주변에 있을 때, 신체적인 모습을 살펴보라. 체형이 완벽한 사람은 얼마나 되고, 과체중인 사람은 얼마나 되는가?

흡연을 둘러싼 다른 모든 환상과 마찬가지로, 일단 당신이 면밀히 살펴보고 진실을 실제로 볼 수 있다면, 흡연이 마른 체형을 유지시켜 준다는 신화를 더는 믿지 않게 될 것이다.

note

당신의 개인적인 계획

나는 흡연과 체중에 관한 다음의 요지를 읽고 이해했습니다.

○ 흡연으로 인해 체중이 줄어들지는 않지만, 잘못된 방법으로 금연하면 체중이 늘어날 수 있다

○ 니코틴은 배고픔과 비슷한 영구적인 감정을 만든다

○ 박탈감을 느낀 전 흡연자는 '먹을 것으로 위안을 삼음으로써' 자신을 응원하는 경향이 있다. 나는 그렇게 할 것을 강요당하지 않을 것이다

○ 운동은 나를 육체적으로나 정신적으로 기분 좋게 만든다

○ 흡연은 운동 능력을 감소시킨다

○ 담배가 체중을 줄여주는 물질을 함유하고 있다면, 제조업자는 그 사실을 담뱃갑에 광고할 것이다

자유로운 비행을 위한 점검

○ 모든 내용을 분명히 이해했다

18장에서 지침이 있을 때까지는 여기에 체크하지 마십시오.

제13장

모든 흡연자는 다 똑같다

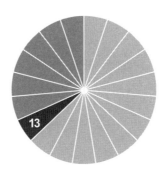

수백만 명의 사람들이 담배를 피우고 수백만 명이 매년 담배를 끊으려 하지만, 모든 흡연자들은 그들이 특별한 경우라고 믿을 만한 이유를 가지고 있다. 이제 개인 프로필을 자세히 살펴보겠다.

당신은 어떤 유형의 흡연자인가?

○ 아주 조금 피운다

○ 비정기적으로 피운다

○ 가끔 피운다

○ 아주 많이 피운다

○ 남 몰래 피운다

○ 남성 또는 여성?

---

1. 가벼운 흡연자

당신은 아마 오래된 격언을 들었을 것이다.

"좋아하는 걸 조금 하는 건 도움이 된다."

이 말은 "그게 나쁘더라도 지나치게 하지만 않는다면 할 수 있다"는 것을 의미한다. 물론 그럴 수도 있겠지만 당신은 구별할 줄 알아야 한다. 당신은 젊은이에게 다음과 같이 말하겠는가?

"헤로인을 조금 해봐. 조금이라면 해롭지 않을 거야."

함정에 빠진 전 흡연자는 자기 자신에게 "절망적이다. 나는 골초였던 때로 돌아갈 거야"라고 거의 말하지 않는다.

그들은 보통 "나는 흡연 유혹에 오랫동안 저항할 수 있었다. 분명히 나는 한 대를 피울 거고, 한 대 피운다고 아무런 해도 없을 것이다" 또는 "나는 단지 며칠 동안만 담배를 피울 것이다. 그게 무슨 해가 될 수 있나?"라고 말한다.

그들은 진실에서 이보다 더 멀어질 수 없다. 담배 한 대는 니코틴 함정으로 당신을 다시 던져넣는 전부이다. 만약 그 담배가 남은 인생 동안 담배를 다시 피우도록 하는 거라는 것을 알았다면, 그 담배 한 대에 불을 붙이지 않았을 것이다.

10만 개비보다는 담배 한 대라면서 그쯤은 괜찮다는 생각만 하는 것이다.

담배를 피우는 양을 조절할 수 있다는 믿음이 먼저 흡연자를 함정에 다시 빠뜨린다. 벌레잡이풀에 빠진 파리가 스스로를 제어할 수 있는가?

그러므로 니코틴 중독에 관한 간단한 진실을 반드시 계속 지켜야 한다.

▶ 흡연이 당신을 통제하는 것이다. 그 반대가 아니라

◆ 그녀의 고백: 메리언(카디프)

우리 할머니는 저녁을 먹은 후, 하루에 딱 담배 한 대를 피우곤 했습니다. 우리는 그게 재미있다고 생각했습니다. 하루에 담배를 한 대 피우는 이유는 무엇일까요? 제 말은, 만약 당신이 그것을 좋아한다면, 분명히 두 개비로 늘어날 수 있을 거라는 겁니다. 할머니는 그게 그녀의 섭취와 지출을 두 배로 한다는 것을 의미한다고 말하기도 했습니다. 담배 한 대는 그녀 자신에 대한 작은 대접이었던 것입니다.

저는 흡연자가 되었을 때 할머니를 질투하기 시작했습니다. 아주 빨리 저는 하루에 20번 담배를 피웠고, 줄일 수 있기를 바랐습니다. 제가 기대하는 담배가 있었지만 나머지는 좋아하지 않았습니다. 하루에 한두 대가 완벽한 배급 같았습니다. 그러나 저는 할머니가 어떻게 담배 한 대만 피우도록 관리했는지 이해할 수 없었습니다. 하루에 10대로 줄이려고 할 때조차도 저는 궁지에 몰렸거든요.

어느 크리스마스 날, 언니와 저는 할머니가 매일 한 대씩 피우시는 담배에 대해 이야기하고 실험을 하기로 결정했습니다. 우리는 할머니가 저녁식사를 한 후에 피우실 담배가 없으면 무슨 일이 일어나는지 보고 싶었습니다. 그래서 우리는 할머니의 담배를 숨기고, 우리도 없는 척했습니다. 저는 그런 걸 본 적이 없었습니다. 할머니는 담배를 찾겠다고 집을 뒤집어 엎느라 한 시간을 보냈습니다. 할머니 눈에서 막 눈물이 쏟아지려고 할 때 저와 언니는 너무 놀라서 담배를 찾은 '척'했습니다!

믿을 수 없었습니다. 저는 항상 하루에 담배 한 대만 피우던 사람은 하루쯤은 담배 없이 지낼 수 있을 거라 생각했기 때문입니다. 제가 얼마나 틀렸었는지요. 할머니는 누구보다도 담배에 의해 통제당하고 있었습니다. 무서웠습니다.

흡연 빈도를 선택할 수 있다면 하루에 가장 이상적인 횟수는 얼마입니까? _____

모든 흡연자는 가벼운 흡연자를 부러워한다. 그들은 메리언의 할머니와 같이 하루 중 특정 시간대에 한두 대 피우는 흡연자다. 가벼운 흡연자는 즐거움의 환영을 강화한다. 그들은 언제 담배를 피울지 어느 정도 분별력을 가지고 선택해서 이미 즐거운 그 순간에 다른 차원의 즐거움을 더하고 있다는 인상을 주는 것처럼 보인다.

할머니가 담배를 못 찾았을 때 어떻게 반응했는지 보라! 그녀가 하루에 담배 한 대를 피웠다고 해서 그녀가 자기 자신을 통제할 수 있었다고 생각하는가? 절대 그렇지 않다. 그녀가 하루에 필요로 했던 양을 섭취하지 못했을 때 두 괴물이 그녀로 하여금 집을 뒤엎게 했다!

메리언의 할머니는 무거운 흡연자가 하루에 60개비를 피우는 동안 담배 한 개비에 빠져 있었다. 그녀는 그 담배 한 개비를 기다리는 데 하루 23시간 55분을 보냈다

아무리 담배를 많이 피우더라도 함정은 같다.

▶ **스스로를 통제하는 흡연자는 존재하지 않는다**

▶ **특별히 기쁨을 주는 담배란 없다 만약 그렇다고 한다면 그것은 마치 그 신발을 벗을 때 편안함을 느끼기 위해서 일부러 딱딱한 신발을 신고 다니는 것과 같다**

▶ **흡연자는 담배를 피울 때 행복하지 않다**

▶ **다음 번 담배는 당신의 폐에 암을 유발할 수 있다**

2. 비정기적으로 피우는 흡연자

가벼운 흡연자보다 더 부러움을 받는 사람은 비정기적으로 담배를 피우는 흡연자다. 그들은 기분이 좋을 때면 언제든 담배를 피우는 사람들이다. 그들은 담배를 피우지 않고 며칠 동안 지낼 수 있지만, 사교활동을 할 때에는 담배를 피우며, 흡연자들 사이에서 농담을 한다.

아마 당신은 이것이 이상적인 방법이라고 생각할 수 있다. 당신의 삶에서 담배를 완전히 끊을 필요도 없고, 삶에서 담배에 중독되지 않는 것이니 말이다. 고로 담배가 행복의 매개체인 것이다. 그렇다면 다음의 간단한 질문에 답해보라.

▶ **당신은 이미 그들 중 한 명이 되어 있어야 하는 게 아닌가?**

당신이 만약 그들 중 한 명이라고 주장한다면 왜 지금 이 책을 읽고 있는가?

3. 제안

하루에 담배 하나만 피울 수 있다고 주장하는 책이 있다면 그 책에 찬성할 의향이 있습니까?

◯ 예   ◯ 아니오

그보다는 여전히 당신이 원할 때만 담배를 피울 수 있다고 가정해보십시오. 그게 당신에게 매력적일까요?

○ 예   ○ 아니오

그러나 그것이 바로 당신이 이미 하고 있는 일이다. 누가 당신 머리에 총을 겨누고 담배를 피우도록 강요했는가? 당신이 피운 모든 담배에 불을 붙인 것은 바로 당신이다. 아무도 강요하지 않았다.

그래서 그저 하루에 담배 한 대만으로 줄이기를 원하는가? 좋다, 그렇게 해보라. 그렇게 못하게 하는 게 무엇인가?

사실, 그게 당신에게 이상적이라면, 왜 하루에 한 번만 담배를 피우지 않았는가? 그리고 하루 한 대만 피웠다 해도 당신이 행복해하지 않았을 것 같지 않은가? 물론 행복하지 않았을 것이다. 다른 흡연자들도 다 마찬가지다.

메리언의 할머니가 담배 한 개비로 흡연량을 제한했던 것처럼, 하루에 피우는 담배의 양을 제한할 수 있는 흡연자들을 우리 모두 알고 있다. 그중 어느 누가 매일 자기의 전체적인 흡연 생활을 제한함으로써 정말로 행복을 느낀다고 말할 수 있겠는가? 당신은 그 말을 믿을 수 있겠는가? 당신이라면 행복할 거 같은가?

5장에서 보았듯이,

▶ 사람들은 담배를 더 피웠으면 더 피웠지 덜 피우지 않는다

당신의 흡연량을 제한하는 많은 요인들이 있다. 당신은 금연구역에서 시간을 보낼 수도 있다. 담배를 더 피울 여유가 없을 수도 있다. 당신 몸이 더 이상 중독에 대처할 수 없을 수도 있다. 흡연량을 줄이려고 노력 중일 수도 있다. 이러한 모든 요인들은 당신이 원할 때마다 담배를 피우지 못하게 한다. 그것들을 제거하면 대부분의 흡연자가 매우 빠르게 골초가 될 것이다.

이제 230쪽으로 돌아가서 0 이외의 숫자를 썼다면 지금 바꾸라.

▶ "딱 한 대만"이라고 부를 담배는 분명 없다

여전히 비정기적인 흡연자를 부러워한다면 몇 가지 예를 살펴보자. 그리고 두 가지를 기억하라.

▶ 모든 흡연자가 흡연을 시작한 것을 후회한다

▶ 모든 흡연자가 다른 사람에게뿐만 아니라 자기 자신에게도 거짓말을 한다

〈알렌 카의 사례집〉

#1 죽어가는 남자

한 남자가 밤늦게 제게 전화를 걸어 "죽기 전에 담배를 끊고 싶습니다"라면서 대화를 시작했습니다. 그는 심각했습니다. 그의 목소리는 분명 뭔가 잘못됐음을 느끼게 해주었거든요. 그는 이미 담배를 피워서 다리를 잃었으며, 현재는 후두암을 앓고 있고, 그래서 만약 금연하지 않으면 몇 달 내에 죽을 거라고 설명했습니다.

그는 갑작스런 약물 중단에 의한 신체적 불쾌감을 참을 수 없어서 서서히 흡연량을 줄이고 있다고 말했습니다. 그는 손으로 말아 피우는 담배를 하루에 40대에서 5대까지 줄였으나 더 이상 줄이지는 못했습니다. 저는 말했습니다. "당신은 흡연량을 줄이려고 노력하면서 최악의 일을 하고 있습니다. 며칠 동안은 원할 때마다 담배를 피우고, 그 뒤에 저를 만나러 오세요."

그는 울기 시작했습니다. 그는 담배를 40대에서 5대로 줄이기까지 엄청난 의지력을 발휘했고 굉장한 비참함을 겪었으며, 그로 인해 실의에 차게 되었다고 설명했습니다. 나는 그다음 날 그와 만나기로 했습니다.

기억하십시오. 두려움이 흡연자를 계속 억압합니다. 그들이 이미 장애인이 되었을 때, 그들은 더욱 두려워합니다. 담배를 줄이면 다음 담배를 피울 때까지 기다려야 하기 때문에 더 초조해지며, 각각의 담배가 더 소중하게 보이기 때문에 흡연에 대해 즐거움의 환상이 더해질 뿐입니다. 이 모든 것이 패닉과 공포를 증가시키는 역할을 합니다. 이는 의사소통의 큰 장벽 중 하나입니다.

저는 첫 번째 세션에서 그에게 다가갈 수 없었습니다. 그가 생각할 수 있는 모든 사실은, 그가 금연해야만 한다는 것 또는 흡연이 자기를 죽일 거라는 것이었습니다. 그러나 두 번째 세션 동안 그는 마음을 열어 니코틴 함정을 이해하고 자유롭게 되었습니다.

그에게 중요한 것 중 하나는 더 이상 약물에 의해 통제되지 않는 기쁨이었습니다. 하루에 40개비를 피울 때 그는 담배를 거의 의식하지 못했지만, 하루에 다섯 개비를 피우는 동안 그의 모든 삶은 담배에 장악되었습니다.

> 제 도움을 청하기에 앞서 그는 의사를 만나고 있었습니다. 그 의사는 "당신은 금연해야 합니다. 담배가 당신을 죽이고 있습니다"라고 말했습니다.
>
> 그는 의사에게 "저도 이미 알고 있습니다. 그래서 당신의 도움을 청합니다"라고 했습니다.
>
> 그 의사는 그가 절박할 만큼 내치고 싶은 바로 그 약이 담긴 니코틴 껌을 처방해주었다고 합니다.

흡연자들은 일반적으로 이 이야기에 대해 두 가지 반응을 보인다.

1. 예외적인 경우이다
2. 나는 결코 그런 일이 일어나지 않게 할 것이다

당신 자신을 괴롭히지 말라. 매년 수십만 명의 흡연자가 이러한 상태에 처해 있다.

그들 중 누구도 그 같은 일이 자신에게 일어날 것이라고 생각하지 않았다.

아무도 그 사람이 하루에 다섯 번 불행하다는 것을 알지 못했다. 오히려 담배를 줄인 업적에 대해 축하를 보냈으며 그는 찬사를 받았다. 어리석음에 대한 자신의 감정을 은폐하기 위해 그는 대중 앞에서 울지 않고 용감한 표정을 지었다. 그는 거짓말을 했다.

모든 흡연자들이 모래에서 머리를 빼내어 흡연에 대한 증오를 인정하기만 한다면 곧 끝날 것이다. 다른 모든 사람들이 담배를 끊기가 힘들게 하는 것은, 오직 그들이 흡연을 즐기고 있다는 환상뿐이다.

〈알렌 카의 사례집〉

#2 죄책감을 느낀 변호사

여성 변호사가 개인 세션을 요청했습니다. 저는 그룹 미팅이 효과적이고 그렇게 비싸지 않다고 설명해주었습니다. 그러나 그녀는 개인 세션을 고집했고 세션 비용을 내면서 기뻐했습니다. 아마 당신은 그녀가 그렇게 하는 게 특이하다고 생각할지도 모르겠습니다. 바로 이겁니다. 그 여성은 12년 동안 담배를 피웠는데, 그동안 담배를 하루에 두 개비 이상 피우지를 못했다는 것입니다.

대부분의 흡연자들은 하루에 두 번 피우는 게 꿈이라고 생각합니다. 이것은 신화의 일부입니다. 비정기적으로 담배를 피우는 흡연자가 스스로를 통제할 수 있다고 가정하는 것입니다. 이 여성의 부모는 그녀가 흡연을 시작하기 이전에 폐암으로 사망했습니다. 그래서 그녀는 담배를 피우기 전에 두려움에 시달렸습니다. 그녀는 "하루에 담배를 두 번 이상 피우지는 않겠다"고 맹세했습니다.

이제 그녀는 폐암에 걸려도 계속 담배를 피울까봐 두려워하고 있었습니다. 그러나 그녀가 담배를 덜 피우면 질병이 발생할 확률이 작아질 것 같아서 그녀의 작은 의지처는 더 소중하게 느껴졌습니다. 그래서 금연을 위한 인센티브는 단지 하루에 두 번의 흡연을 배당하는 것으로 줄어들었습니다.

니코틴 함정에는 미묘한 게 많습니다. 더 많이 섭취할수록 그보다 더 많이 섭취하기를 원합니다. 소비량이 적을수록 더 많이 소비하려고 합니다. 그것은 누군가의 목을 묶고, 그 사람이 조금만 움직여도 끈이 그의 목을 조이게 하는 것과 같습니다.

당신은 하루에 담배 두 개비만 피우는 이 여성이 부러운가요? 그녀는 행복한 가벼운 흡연자였을까요? 당연히 그렇지 않습니다. 앞의 죽어가는 남자처럼, 그녀는 악몽 속에서 살고 있었습니다.

12년 동안 그녀는 니코틴을 간절히 원했지만 폐암에 걸릴지도 모른다는 두려움 때문에 매일 20분만 제외하고는 담배를 피우려는 갈망에 저항할 수 있는 엄청난 의지력이 생겼습니다. 그녀는 흡연자가 되는 게 싫었습니다. 다른 흡연자들은 그녀가 분명 담배에 대해 느슨해 보여서 부러워했지만, 그녀는 지속적으로 그녀의 중독과 싸우고 있었던 것입니다.

4. 담배를 줄여보려는 사람에 대해 이야기 들어본 적이 있는가?

흡연자 1은 담배를 줄이겠다는 결심을 하고 일상생활 중에는 담배를 끊고 술을 마실 때만 담배를 피우면 성공할 것이라고 결정했다. 그는 알코올 중독자가 되었다!

흡연자 2는 논리적인 유형의 사람이었다. 그는 담배를 그만 사면 반드시 비흡연자가 될 거라 생각했다. 그는 이 방법을 시도했지만 실패한 몇몇 사람들에 대해 들어봤지만 왜 그랬는지는 확신하지 못했다. 그들은 다른 흡연자로부터 공짜로 담배를 받아 피우면서 죄책감을 느끼기 시작했다. 그래서 그는 보답해야 할 의무감 없이도 담배를 제공해줄 모든 흡연자들에게 경고했다. 그는 그러면 그들이 담배를 주지 않을 거라 생각한 것이다.

대신 그가 아는 모든 흡연자가 담배를 제공하기 시작했다. 그것은 마약 중독의 전형이다. 다른 중독자들은 도피하려고 노력하는 당신을 보고 당신이 계속 함정에 빠져 있도록 그들이 할 수 있는 모든 일을 다 한다. 결국 당신은 그들과 함께하는 것이다.

흡연자 3은 그의 비서에게서만 담배를 받는 유사한 방법을 시도했다. 그는 그녀에 대한 정신분열증적 태도를 발전시켰다. 그의 정신 중 절반은 마약을 공급해준다는 점 때문에 그녀를 싫어했고, 나머지 절반은 자기의 생명선으로서 그녀를 사랑한 것이다.

그러나 그는 그녀의 소중한 담배를 피우는 것에 죄책감을 느껴서 그녀가 좋아하는 브랜드의 담배를 하루에 한 갑씩 사기 시작했다. 3개월 후 그는 하루에 세 갑을 사고 그중 두 갑을 그녀에게 주었다.

흡연자 4는 하루 20개비에서 한 시간에 딱 한 개비로 줄이기로 결정했다. 그는 하루 16시간만 깨어 있었기 때문에 침대에서 담배를 피우지 않고 마지막 두 시간을 행복하게 보낼 수 있었다. 그래서 그는 그게 하루에 14개비로 줄일 수 있는 쉬운 방법이라고 생각했다.

곧 그는 늘 퇴근 시간만 기다리는 사람으로 변했다. 그의 인생의 매 1분은 시계가 1시간 정각을 가리키는 것을 기다리는 고문이 되고 말았다.

그는 훈련된 것처럼 분침이 12를 가리킬 때까지 담뱃불을 붙이지는 않았지만, 항상 입술에 담배를 갖다 대고 라이터에 엄지손가락을 얹어 놓았다.

담배를 피우는 양을 제한하면 각 담배에 대해 생각하는 가치가 높아져서 금연이 더 어려워지고 덜 매력적으로 느껴진다. 그것은 불행을 초래할 뿐 효과가 없다

우리는 평생 니코틴 노예와 비흡연자가 되는 그 사이에서 그 환상에 불과한 해탈의 경지에 이르기를 시도하면서 담배를 줄여보려고 노력한다. 모든 흡연자는 담배를 줄이고 싶어한다. 하지만 완전히 담배를 끊는 것은 두려워한다.

▶ **두려움을 제거하라. 그러면 금연이 쉬워진다**

5. 그게 그럴 만한 가치가 있는가?

가벼운 흡연자와 가끔 담배를 피우는 흡연자는 모두 다 담배를 더 피우고 싶다는 중독성 충동과 싸우고 있다. 그들은 다른 모든 사람들이 자기가 흡연량을 제한하면서 견뎌야 하는 그 비참함을 보게 하고 싶어하지 않는다. 그렇기 때문에 그들은 남들에게 스스로를 통제할

수 있다는 인상을 준다.

그러나 실제로 몇 달에 한 번 담배를 피우는 흡연자는 어떤가? 확실히 그들은 고통을 당하지 않는다.

어쩌면 아닐 수도 있지만, 왜 그들은 흡연에 대해 전혀 신경 쓰지 않는가? 그들은 가끔씩 담배를 피우는 것으로 진정한 즐거움이나 의지처를 얻고 있다고 생각할까? 그렇다면 왜 그렇게 오래 기다려야 하는가? 그 누가 진정한 즐거움을 얻기 위해 1년, 1개월 또는 겨우 하루라 할지라도 기다리고 싶어하겠는가?

가끔 담배를 피우는 흡연자를 부러워한다면, 당신이 부러워하는 것은 그들이 담배를 얼마 동안이나 안 피우느냐이지, 얼마나 피우느냐가 아님을 기억하라.

아주 가끔 특이하게 담배에 대한 욕구가 생긴다는 이 아이디어가 마음에 든다면, 결코 그 욕망을 전혀 느끼지 않는 것이 얼마나 좋은지 상상해보라.

가끔 담배를 피우는 흡연자는 줄이려고 시도하는 모든 흡연자와 마찬가지로 스스로 문제를 일으키고 있다.

1. 그들은 니코틴에 물리적으로 중독되어 있다. 이것은 그들의 두뇌가 담배를 갈망하도록 유지시킨다.

2. 그들은 다음 삶을 기다리는 삶을 버리고 싶다.

3. 항상 담배를 피우는 대신, 끊임없이 박탈감을 느끼고 항상 불안해한다.

4. 그들은 흡연이 즐겁거나 유익하다는 착각을 강화한다.

6. 무거운 흡연자

무거운 흡연자는 더 이상 즐거움을 느끼지 않는다. 그들은 스스로를 죽이고 있음을 알고 있고, 영구적인 기침과 쌕쌕거림을 앓고 있으며, 조금만 걸어도 호흡 곤란이 온다는 것을 알고 있다. 그들은 거의 무의식적으로 담배를 피운다. 그들은 심지어 맛이나 냄새를 즐기는 척하지도 않는다. 그들은 둘 다 완전히 면역되었다.

그러나 무거운 흡연자는 담배를 여전히 의지처로 간주하고, 담배를 피우지 않는 삶에 대해 두려워한다. 그들은 앞으로 석방될 것을 두려워하고 있는 장기수다. 그들에게 줄다리기는 특히 치열하다. 한편에는 담배가 없는 삶에 대한 두려움이 있고, 다른 한편에는 각 담배가 그들을 죽일 수 있다는 두려움이 있는 것이다.

그들은 어떻게 대처하는가? 그들의 머리를 모래에 묻는 것으로써 대처한다. 그러니 다리를 잃어버렸을 때조차도 흡연이 육체에 하는 일에 대한 공포를 외면할 수도 있는 것이다. 담배를 피우지 않고 사는 삶의 두려움을 피할 수 있다면, 하면서 말이다.

무거운 흡연자는 종종 치료가 가장 쉽다. 줄다리기의 힘 때문인데, 머리를 모래에서 꺼내 성공에 대한 두려움을 제거하도록 설득하자마자, 그들은 특히나 어려운 그 일을 해낸다.

* 모든 흡연자들은 무거운 흡연자가 되는 경향이 있다. 모든 흡연자가 그렇게 되는 것은 아니지만, 스스로에게 박탈감을 준다는 것은 동일하다

* 흡연자들은 담배를 끊지 않았기 때문에 의지가 약하다고 생각한다. 사실 그들은 사회의 다른 사람들만큼 의지가 강하고 똑똑하다. 금연에 성공하는 것은 의지력과는 아무런 상관이 없다

7. 끊었다가 다시 폈다 하는 흡연자들

무거운 흡연자들은 담배를 가끔 피우는 흡연자들을 부러워한다. 그들이 스스로를 통제하면서 흡연하는 것처럼 보이기 때문이다. 무거운

흡연자는 담배를 피우지 않는다는 착각에 처하지는 않지만, 기분에 따라서 담배를 피울 수 있는 사람을 만날 때마다 그들이 자기가 원할 때 담배를 피울 수 있다고 가정한다. 기억하라.

▶ 모든 흡연자는 금연하기를 원한다

무거운 흡연자는 담배를 가끔 피우는 흡연자가 자기와 똑같은 함정에 빠져 있음을 깨닫지 못한다.

끊었다가 다시 폈다 하는 흡연자들도 마찬가지다. 가끔 담배를 피우는 흡연자와 약간 비슷하게 이들은 두 세계의 장점을 가지고 있는 것처럼 보인다. 그들은 원할 때 언제든지 흡연자가 되고, 또 원할 때마다 종료한다. 이것은 그들이 흡연을 통제하고 있다고 믿게 한다. 하지만 우리가 알다시피

▶ 흡연이 흡연자를 통제할 뿐 그 반대는 없다

사실, 끊었다가 다시 폈다 하는 흡연자들의 두 세계 모두 다 최악이다. 그들은 원할 때마다 담배를 피울 수도 없고, 자유로운 기쁨을 누릴 수도 없다.

끊었다가 다시 폈다 하는 흡연자들에 대한 간단한 정의는 그들이 함정에 들어갔다가 벗어나기를 반복하는 불쌍한 바보들이라는 것이다. 비흡연자는 그들을 이렇게 본다.

그러나 흡연자들은 그렇게 보지 않는다. 흡연자들은 흡연으로 인해 어떤 즐거움이나 의지처를 얻는다고 생각하기 때문에, 끊었다가 다시 피우는 흡연자들을 원할 때는 많이 피웠다가 끊고 싶으면 그만 피우는 능력이 있는 행운아라고 생각한다. 물론 끊었다가 다시 피우는 흡연자들은 이러한 오해와 함께하기에 단지 너무 행복해한다. 그들은 모두가 그들을 바보로 보기를 원치 않는다.

당신이 끊었다가 다시 피웠다 하는 흡연자라면 다음 두 가지 질문을 해보라.

1. 당신이 정말로 흡연자가 되는 것을 즐긴다면, 왜 계속 끊는가?
2. 금연하면 왜 마음을 바꾸어 다시 흡연자가 되는가?

대답은 분명하다.

1. 당신은 흡연자가 되는 것을 좋아하지 않는다.
2. 당신은 비흡연자가 되는 것을 좋아하지 않는다.

얼마나 비극적인 일인가! 흡연자로서 행복하지도 않고, 비흡연자로서 행복하지도 않으니 말이다. 세상일 중 최악 아닌가. 하지만 다행히 이지웨이는 끊었다가 다시 피웠다 하는 흡연자들에게도 유용하다.

끊었다가 다시 피웠다 하는 흡연자들을 시기할 이유가 전혀 없다. 오히려 그들이 흡연자와 비흡연자를 부러워한다. 그들은 의지력 방법으로 금연하고, 결코 행복한 비흡연자가 될 수 없다는 트라우마를 겪는다.

남은 평생 동안 행복한 비흡연자가 되려면 올바른 마음의 프레임을 갖춰야 한다. 당신이 뭔가를 '포기'한다고 생각한다면, "결코 다시는 담배를 피우지 않겠다!"는 의지력을 발견할 수는 있을 것이다. 그러나 당신은 언제나 박탈감을 느낄 것이다. 대부분의 전 흡연자들에게서는 결국 그러한 의지력이 빠져나오며, 그들은 다시 흡연자가 된다.

담배를 끊으려고 시도했다가 다시 담배를 피우는 사람이라면 누구나 끊었다가 다시 피우는 게 무엇인지 알고 있다. 자기 자신과 자기가 사랑하는 사람을 실망시키는 느낌 말이다. 끊었다가 다시 피우는 흡연자들은 항상 이걸 느낀다.

담배를 끊기는 하지만 여전히 담배 한 모금을 즐거움이나 의지처로 간주한다면, 남은 생존 기간 동안 계속 담배에 취약할 것이다. 담배 한 대를 원한다면 그다음, 그다음, 그다음 담배를 원하지 못하도록 막을 수 있는 게 무어란 말인가?

▶ **'딱 한 대'라는 것은 존재하지 않는다**

안전망은 없다

당신은 이렇게 생각할지 모른다.

"'알렌 카의 이지웨이'를 사용하면 쉽게 담배를 끊을 수 있어. 가끔 담배를 피우면 생길 위험은 뭘까? 비록 내가 다시 중독에 빠진다 해도, 나는 이지웨이를 다시 사용할 수 있잖아."

그러나 한 번 담배를 피울 필요나 욕망을 느끼게 되었다면, 이지웨이를 이해하지 못한 것이다.

이지웨이는 흡연을 완전히 끝내기 때문에 쉽게 금연할 수 있는 것이다. 딱 한 대만, 하고 원한다면 다시 니코틴 함정에 빠지게 되고, 당신은 점점 더 벌레잡이 풀 안에 갇힌 파리처럼 되어갈 것이다.

이지웨이가 당신을 자유롭게 해줄 것이다. 그러나 당분간은 계속 담배를 피우면서 이 책을 읽으라.

"저는 담배를 끊었습니다. 나는 알렌 카의 이 책을 읽었습니다. 이 책을 읽는 모든 사람들이 담배를 끊습니다!"

엘렌 드제네레스

8. 비밀 흡연자

이제 우리는 모든 흡연자들 중에서 가장 비참한 흡연자들을 살펴볼 것이다. 모든 흡연자는 자기 자신과 다른 사람들에게 거짓말을 한다.

이보다 더 최악인 게 있을까! 폐기종이 진행 중인데 무의식중에 숨을 잘 쉬어보려고 노력하는 흡연자를 지켜보는 것, 방금 다리를 제거했는데 그게 담배하고는 상관없다고 확신시키려고 노력하는 흡연자의 말을 듣는 것, 또는 폐암으로 진단받은 흡연자가 흡연이 그만한 가치가 있으며 그 모든 소중한 담배를 즐겼다고 하는 말을 듣는 것 등.

그들 모두가 비극적이고 애처롭다. 하지만 가장 애처로운 비밀 흡연자는 사랑하는 이들에게 금연하겠다고 약속했지만 다시 담배를 피우게 되었다는 것을 숨기려고 거짓말을 하기 시작한 사람이다. 공개적으로 담배를 피우면, 적어도 담배를 피우는 것을 선택할 수는 있다. 하지만 은밀한 흡연자는 자기가 니코틴의 불쌍한 노예라는 것을 스스로 인정해야 한다. 비밀스런 흡연자들은 스스로를 경멸하는 삶을 살아간다. 골목길이나 공중화장실에서 담배를 피우게 되면 자기 자신을 중독자가 아닌 다른 사람으로 생각하는 게 불가능해진다.

나는 내가 한 모든 일과 관련하여 정직하게 살았고, 담배를 피우지 않는 한 나는 그랬다. 나는 비밀 흡연자가 되어 나를 가장 사랑하고 신뢰하는 모든 사람들에게 거짓말을 하기 시작했다. 가장 애처로운 것은 나의 친구와 가족이 그 사기를 믿고 있으며, 나 역시 정말로 그런 것처럼 스스로를 납득시키고 있었다는 것이다. 이상한 행위를 한 것이다. 나는 손가락, 입술과 치아, 그리고 옷에 있는 노란색 얼룩은 거짓말을 하지 않는다는 사실을 완전히 간과했다.

흡연자가 거짓말을 하는 이유는 본래 부정직해서가 아니라, 중독이 당신으로 하여금 거짓말을 하게 만들기 때문이다

◆ 그녀의 고백: 제인(노팅햄)

딸아이가 7세가 되었을 때였죠. 그 아이가 어느 날 흡연의 위험에 대해 듣고 와서는 저에게 "엄마, 나는 엄마가 죽지 않았으면 좋겠어요"라고 말하면서 울었습니다. 저는 눈물을 흘리며 딸에게 담배를 끊겠다고 다짐했습니다.

저는 모든 의지력을 소환하고, 남은 담배를 버리고, 담배 없이 몇 주간을 지낼 수 있었습니다.

저는 제가 잘했다고 생각했기 때문에, 딸이 잠자리에 들었을 때, 하루의 끝에서 약간의 보상으로 가끔 담배를 피우기 시작했습니다.

어느 날 밤, 딸이 잠자리에 드는 걸 거부했어요. 저는 담배를 피우고 싶어 죽을 것 같아 딸에게 짜증이 났습니다. 마침내 딸은 자기 방으로 갔고, 저는 부엌으로 달려가 등을 껐습니다.

부엌문 뒤에 서서 입술에 담배를 갖다 대는데 뒤에서 작은 목소리가 들려왔습니다. "담배 안 피웠지, 엄마?"

저는 천장까지 뛰어올랐습니다. 정원에 담배를 던져버리고, 담배를 내 얼굴에 갖다 대지 않으려고 손을 흔들어 거부했습니다. 한심한 일이었습니다. 저는 부

모님에게 붙잡힌 중고생처럼 죄책감을 느꼈습니다. 그러나 그게 바로 저였습니다.
다 큰 여성인데도요. 저는 7살짜리 아이에게 잡혔습니다. 너무 부끄러웠습니다.

당신은 왜 227쪽에 언급했던 다른 유형의 흡연자에 대해서는 정의를 내리지 않는지 궁금할 것이다. 그 이유는 각 유형의 흡연자가 자기 나름대로 정의를 내리고 있기 때문이다. 당신이 어떤 유형의 흡연자이든 상관없다.

▶ **모든 흡연자는 똑같은 함정에 빠져 있다**
  출구 역시 모두에게 동일하다

9. 여성 흡연자

어머니가 되는 것은 여성이 현대 생활에서 견뎌야 할 많은 압력 중 하나일 뿐이다. 여성 흡연자가 늘어나는 것은 놀라운 일이 아니다. 여성 흡연자는 이전에는 소수에 불과했으나 요즘은 남성 흡연자 수와 비슷하다. 또한 많은 나라에서 여성 흡연자 수가 남성 흡연자 수보다 더 많다.

이것은 부분적으로는 문화적인 영향 탓이다. 지난 수십 년 동안 여성들은 음주와 흡연같이 남성과 관련이 있는 특정 행동을 받아들여왔다.

그러나 담배업계는 담배가 스트레스 해소와 체중 감량에 도움이 되는 매력적이고 섹시한 것이라는 신화를 영속화함으로써 여성 시장을 목표로 삼았다.

그 어느 때보다 많은 여성들이 고강도의 직무를 수행하고 있으며, 많은 여성들이 바쁜 직장 생활과 어머니로서의 요구를 병행하고 있다. 여성이 받는 스트레스는 그 어느 때보다 크며, 흡연하면 스트레스가 해소된다는 거짓말로 인해 니코틴에 의존하는 많은 여성들을 얻는데 특히나 성공했다는 것이 입증되었다. 담배 산업은 여러 면에서 이를 이용하고 있다.

모성에 관한 한, 이것은 특별한 문제다. 임신했을 때 담배를 피우면 아기에게 해롭다는 사실이 오래전부터 알려져왔기 때문에, 여성 흡연자가 임신했을 때 담배를 끊어야 한다는 압력은 엄청나다. 일부는 운 좋게도 자연스럽게 담배를 피우려는 욕구를 잃어버린다. 하지만 담배를 끊으려는 사람들은, 니코틴 함정을 피하는 방법을 모르는 경우, 니코틴 함정에서 탈출하는 것이 얼마나 힘든지를 발견하게 된다.

이것은 극도로 비참한 임신으로 이어질 수 있다. 자유롭지 못한 그 기쁨과 흥분의 시간은 죄책감과 두려움과 무력함으로 변색된다. 어떤 여성들은 비밀 흡연자가 되어 아직 태어나지 않은 그 아이의 아버지에게 거짓말을 하는데, 이것은 부부관계와 아기를 위험에 빠뜨리면서까지 죄책감을 숨기려 하는 것이다.

많은 의사들은 임산부에게 "담배를 완전히 끊을 수 없다면 줄이세요"라고 조언한다. 이것은 최선을 의도한 것으로 보이지만 실제로는 문제가 더 악화된다.

금연하면 며칠 만에 니코틴 금단증상으로부터 자유로워지긴커녕 어머니와 아기는 9개월 동안 그 증상에 시달리게 되는 것이다. 동시에 환상은 어머니의 마음에 뿌리 내리면서 각각의 담배가 엄청나게 소중해진다.

혹은 임신 기간 동안에는 담배를 피우지 않지만, 담배를 피우고자 하는 욕구가 남아 있으며, 일부 여성의 경우 아기가 태어나자마자 마음에 들어오는 생각이 다름 아니라 "지금 담배를 피울 수 있다"라는 것이라고 인정한다. 탯줄을 자르자마자 담배를 피웠다는 여성들도 있다.

또 다른 사람들은 조금 더 오랫동안 기다리지만, 아기를 위해서 금연한 것이기 때문에 자신이 희생했다고 생각한다. 아기가 안전하게 출산되면 그들은 보상받을 자격이 있다고 생각한다. 안타깝게도 임신 전에 의지력 방법으로 담배를 끊은 대부분의 어머니들은 출산 후 다시 흡연자가 된다. 그리고 세뇌의 힘은 비흡연자들이 엄마가 되었을 때 담배를 피우면 편안해지고, 어쩌면 체중을 줄이는 데 도움이 된다고 믿게 한다.

▶ 끊을 때는 스스로 하라

다른 사람을 위해 금연하는 거라면 당신은 항상 희생했다고 느낄 것이다. 당신이 비흡연자로서 더 많은 삶을 누릴 수 있다는, 즉 자기 자신을 위한다는 이유로 금연하면 박탈감이나 희생했다는 느낌이 없으므로 행복해질 것이다.

당신은 누구를 위해 금연하는가? _____

10. 우울과 자해

우리는 매주 전 세계 흡연자들로부터 특정 사항에 대한 설명을 요구하는 편지와 이메일을 받는다. 이러한 서신 덕택에 여러분이 현재까지 가장 최신이자 포괄적인 버전의 내용을 보고 있음을 확신해도 좋다.

소수의 흡연자에 해당하는 두 가지 문제는, 급성 및 만성 우울증과 자해에 관련된 것이다. 이 둘은 완전히 별개의 문제다. 그럼에도 연이어 이것들을 다루게 되어 기쁘다. 그 같은 조건하에서 사는 흡연자들은 이지웨이가 자기에게 효과가 없을 수도 있다고 우려하고 있다. 심한 우울증을 앓고 있는 사람들은 흡연이 어떤 면에서는 문제를 다루는 데 도움이 된다고 생각한다. 그러나 사실, 그 반대다. 흡연은 우울증을 완화시키긴커녕 악화시키는 것으로 입증되었다. 그러니 안심하라. 만약 당신이 극도로 도전을 요하는 상황에 처했다면, 이지웨이는 여전히 당신에게 효과적일 것이다. 흡연으로 우울증을 치료할 수 있다는 믿음은 이해할 만하지만, 그것은 흡연으로 스트레스에 대처할 수 있다고 믿는 흡연자와 다르지 않다. 즉 흡연이 스트레스에 도움이 된다고 믿는 것과 똑같이, 흡연이 우울증에 대처하는 데 도움이 된다고 속고 있는 것이다.

그렇다면 123쪽으로 돌아가서 '스트레스'라는 단어를 '우울증'으로 대체하라.

위에 언급된 것 외에도, 자해에 관한 한, 흡연자는 "나는 스스로를 처벌하거나, 자신을 해치거나, 자신에 대해 신경 쓰지 않기 때문에 담배를 피우는 것"이라고 말할 수 있다.

그런 신념을 갖고 있다면, 흡연이 당신을 해치기 때문에 담배를 피우고 있는 것이 아니라는 점을 이해해야 한다. 당신은 니코틴에 빠져서 담배를 피우는 것뿐이다. 당신이 담배를 피우기 시작했을 때 자해가 흡연의 동기였을 수도 있지만, 우리는 모두 폭력적이고 어리석은 여러 가지 이유로 담배를 피웠다는 것을 기억하라. 그것이 갱단의 일원이 되든지 그 반대편이 되든지 간에 말이다. 혹은 터프해 보이거나 세련돼 보이기 위해 노력하면서 말이다. 또는 단지 순전히 호기심에서 비롯된 것으로 말이다. 또는 우리가 신경 쓰지 않았던 세상을 보여주기 위해서 말이다. 사실 우리가 흡연을 시작하는 이유는, 우리가 흡연을 계속하는 이유와 관계가 없으며, 우리가 금연하는 것을 방해하지도 않는다.

자신이 원하는 대로 스스로를 해칠 수 있는 보다 효과적이고 효율적이며 중요한 방법이 많이 있다. 담배는 그 자체로는 만족스럽지 못하다. 왜냐하면 '자해라는 대가'로 묘사되는 것을 얻기까지는 몇 년 혹은 몇십 년이 걸리기 때문이다. 자기 자신을 해치려는 사람들은 즉시 고통스럽도록 그렇게 한다. 간단히 말하면, 자해는 당신이 담배를 피우는 이유가 아니다.

그것은 첫 담배를 피우는 이유 중 한 가지일 수 있으며, 담배를 피웠다는 사실을 정당화하거나 금연 실패에 대해 자신을 변명하기 위해 사용하는 것일 수 있다. 그러나 그것은 단순히 당신이 담배를 피우는 이유가 될 수 없다. 그렇게 주장하면, 담배를 피우는 이유가 당신이 무슨 흡연에 대한 선택권이나 통제력이 있어서라고 비쳐지기 때문이다.

하지만 당신이 담배를 피우느냐 피우지 않느냐에 대해 선택의 여지가 있다면, 이 책을 읽지 않았을 것이다. 오해하지 말라. 어쩌면 과거에 자유롭던 시기가 지나고 다시 담배를 피우게 되었을 때 "그래서 뭐? 나는 살든 죽든 상관 안 해!"라는 태도로 그렇게 담배에 손을 댔을 것이다. 그러나 그 시점에서 당신은 절벽에서 몸을 던진 것이 아니다. 그 상황에서 그것은 당신이 다시 담배를 피우게 된 것을 정당화하는 근거였을 뿐이다. 담배를 피우는 진짜 이유는, 흡연이 당신을 위해 뭔가를 한다는 믿음이었다.

좋은 소식은, 자해가 담배를 피운 이유가 아니기 때문에, 일단 담배를 피우면 다른 어떤 자해 행위로 인해 담배를 피울 필요가 없다는 것이다. 우울증이 있는 채로 사는, 정말로 스스로에게 해를 입히며 사는 사람들은 놀라운 힘과 회복력으로 그렇게 하는 것이며, 존경과 칭찬을 받을 자격이 있다. 놀라운 소식은, 당신이 일단 금연하면 인생에서 무슨 상한선 또는 하한선이 닥치든 상한선은 더 높게 느껴질 것이고 하한선은 다루기 쉽다는 것을 확신할 수 있다는 것이다.

당신의 개인적인 계획

나는 다른 흡연자 유형에 관해 다음의 사항을 읽고 이해했습니다.

○ 담배 1대로도 다시 중독될 수 있다

○ 모든 흡연자는 동일한 함정에 처해 있다. 탈출할 수 있는 유일한 방법은 담배를 완전히 끊는 것뿐이다

○ 담배를 줄이면 박탈감이 생기고, 다음 담배가 더 가치 있다고 인식하게 된다

○ 가끔 담배를 피우는 흡연자는 담배를 피우지 않는 시간에 대해서만 부러움을 받는 것이다

○ 끊었다가 피웠다가 하는 흡연자는 두 세계 모두에서 최악이다

○ 나는 나 자신의 행복을 위해서 금연하지, 다른 누군가를 위해서 금연하지는 않겠다

자유로운 비행을 위한 점검

○ 모든 내용을 분명히 이해했다

18장에서 지침이 있을 때까지는 여기에 체크하지 마십시오.

Part 3

두려워할 것은 없다

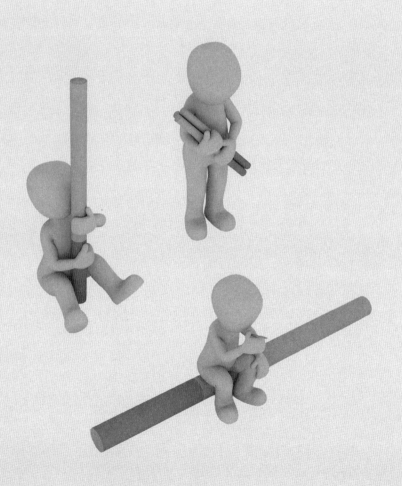

제14장

긴급한 문제들

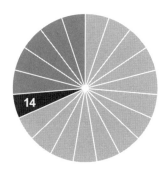

이 책을 집어 들고 니코틴 중독을 끝내기로 결정한 이래로 먼 길을 왔다. 지금까지 다섯 가지 지침을 받았고 많은 정보를 얻었다. 당신은 행복한 비흡연자가 되기 위한 준비를 잘 갖췄다.

당신의 개인적인 계획을 시작하기 전에 당신의 생각을 넘어서는 몇 가지 질문을 할 것이다. 이것은 우리 클리닉에서 가장 자주 묻는 질문들이다. 당신이 답하고 싶은 것만 체크하라.

이게 마지막 담배인지 어떻게 알 수 있는가?	○
나는 언제 비흡연자가 될까?	○

나는 완전히 자유로워질까?	○
담배를 피우지 않고도 삶을 누릴 수 있을까?	○
위기 상황에서 나는 무엇을 해야 할까?	○

대부분의 흡연자들은 자기가 사실이라고 생각하는 많은 오해들을 품은 채 금연을 시도한다. 그들은 끔찍한 외상을 겪어야 한다는 것을 두려워한다. 또한 담배를 피우지 않으면 삶을 즐기거나 다양한 상황들에 대처할 수 없을 거라며 걱정한다.

모든 흡연자는 그들이 금연할 수 있기를 바랄 뿐이지만, 이러한 두려움으로 인해 그들이 '싫은 날'이라고 생각하는 금연할 날을 연기할 수 있다.

우리 모두는 흡연자와 비흡연자로서 담배가 일종의 즐거움이나 의지처가 된다는 세뇌를 우리 삶 전체에 걸쳐 당한다. 결과적으로 우리는 금연할 수 있다는 것을 믿기 어렵다.

두 번째 지침은 열린 마음을 유지하는 것이었다. 그 지침을 따랐다면, 쉽게 금연할 수 있다는 가능성에 완전히 열려 있어야 한다. 당신은 또한 담배가 당신에게 일종의 즐거움이나 의지처가 된다는 환상을 볼 줄 알아야 한다.

이 점에 대해 여전히 확신이 없다면, 되돌아가서 각 장의 마지막 페이지에 있는 '요약'에 주의하면서 계획을 읽으라. 읽은 모든 것을 이해하고, 당신이 하려고 하는 일의 놀라운 이익에 대해 의심의 여지가 없어야 한다는 점이 중요하다.

1948년 영국 여성들의 흡연 유병률은 41%였고 1970년대 초반까지는 상당히 일정하게 유지되어 1960년대 중반 45%에 이르렀다. 2013년에는 17%였다.
(출처: ASH)

---

1. 이게 마지막 담배인지 어떻게 알 수 있는가?

의지력 방법으로 금연한 흡연자들은 다시 함정에 빠질 수 있다는 생각을 결코 잊지 않는다. 그들은 마지막 담배에 대해 거창하게 생각했지만 실제로 그게 마지막 담배가 아닐 수도 있다는, 남몰래 품고 있는 의심의 여지가 있다. 심지어 어떤 경우에는 마지막 담배가 아니기를 희망하기까지 한다. 흡연이 당신에게 즐거움이나 의지처가 된다는 오랜 믿음을 간직한다면, 결코 다시 흡연하지 않으리라 생각하기란 힘들 것이다.

이지웨이와 함께라면 마음에 의심의 여지 없이 마지막 담배를 피울 수 있다. 모든 욕망은 제거된다. 당신이 마지막 담배를 입에서 떼어낼 때, 그 기쁨은 압도적일 것이다.

마지막 담배

당신이 니코틴 함정에서 벗어나는 데 성공하기를 바랍니다. 당신은 확신을 가져
야 합니다. 그렇지 않다면 평생 고문을 당할 것입니다.

의지력 방법으로 사람들이 금연할 때 그들은 실패하기를 기다리며 나머지 인생
을 보냅니다. 대부분의 전 흡연자에게 그것은 견딜 수 없는 고문이라서 다시 담
배를 피우는 쪽으로 끝이 나고 맙니다. 지금은 흡연을 계속하면서 이 책을 계속
읽으십시오.

---

2. 나는 언제 비흡연자가 될 것인가?

흡연자가 마지막 담배가 실제로 마지막 담배가 아닐 수도 있다고
의심하는 것처럼, 그들은 진정으로 스스로를 비흡연자라고 부를 수
있기 전에 어떤 '유예기간'을 거쳐야 한다고 가정한다. 이것은 금단증
상이 있는 기간을 의지력 방법으로 끝내려고 노력하는, 초기 단계에
서 많은 흡연자가 실패한다는 지식에 힘 입어 지구력과 전쟁하는 것
이라는 믿음에서 기인하는 것이다.

흡연자들은 성공을 위해 스스로 다른 기준을 설정했다.

"담배를 피우지 않고 하루 종일 보낼 때."

"담배를 피우지 않고 친구들과 술을 마시러 갈 수 있을 때."

"담배를 피우지 않고 월별 보고서를 작성할 수 있을 때."

"더 이상 흡연자 같은 기분이 들지 않을 때."

이러한 모든 조치는 금연 초기 기간을 보내기가 어려울 거라고 가정하게 한다. 왜 그런가? 하지만, 고통스러운 금단증상이란 없다. 금연을 어렵게 하는 유일한 길은, 당신이 박탈당하고 있다고 계속 믿는 것이다.

이지웨이의 경우, 박탈감이 없다.

당신은 마지막 담배를 비벼 끄는 순간, 행복한 비흡연자가 된다. 당신은 다른 것을 기다릴 필요가 없다. 당신의 새로운 자유를 즐기라. 그러나 며칠 또는 몇 주 후 어느 정도는 다음과 같은 순간을 경험하게 될 것이다.

▶ 계시의 순간

평소라면 담배를 피웠을 텐데 담배를 생각조차 하지 않는다는 것을 깨달았을 때 느끼는 멋진 순간이다. 당신은 자유롭다. 어떤 사람들에게는 이러한 계시의 순간이 거의 눈에 띄지 않는다. 그들은 금연했다는 것을 생각할 겨를도 없이 너무 바빠서 행복하게 비흡연자로서의 삶을 즐긴다.

3. 나는 완전히 자유로운 걸까?

이미 담배에 대한 욕망을 모두 제거한 것으로 느껴질 수도 있으며, 끝까지 참을성을 유지할 것이다. 그렇다면 축하한다. 하지만 계속 책을 읽으라. 가장 열렬한 전 흡연자조차도 준비가 되지 않은 경우에 빠질 수 있는 함정이 있기 때문이다.

당신은 여전히 심각한 의구심을 가지고 있을 수 있다. 결국 세뇌는 뿌리 깊어졌고, 당신은 평생 동안 그렇게 세뇌된 채로 지냈다. 당신이 아이였을 때부터 들었던 어떤 것이 사실은 거짓이라면, 그것을 받아들이기 위한 매우 열린 마음이 필요하다.

우리는 환상에 대해서 이야기해왔다. 그러나 우리가 의지력 방법으로 금연했을 때 우리는 고통스럽고(다른 사람들에게도 고통을 가하며), 실제로 현실을 보면 과식과 비참함으로 가득 찬 두려움투성이다.

그럼에도 불구하고 흡연이 비논리적이라는 사실을 인정하고, 니코틴 중독이 안도감을 구하게 하는 불행의 원인이라는 것을 이해했다고 해도, 담배를 피우지 않는 삶을 상상하기가 어려워서 하루를 기다리고 있을 것이다. 그게 무엇이든 간에 일단 다시 붙잡히고 또 붙잡힌다.

"한 번 흡연자는 영원한 흡연자"라는 그 공포가 많은 전 흡연자들을 이러한 상태에 처하게 한다. 제목 부분의 질문에 대한 대답은 "예"이다. 물론 당신은 완전히 자유로울 수 있다. 그러나 그것은 모든 의심의 여지를 제거했을 때만 가능하다. 어떤 사람들은 흡연의 필요성이나 욕구를 모두 제거하는 데 성공하지만, 그들은 여전히 자기가 영원히 자유롭다고 믿지 않는다. 그들은 이렇게 생각한다.

▶ **진실이라고 하기에는 너무 좋은 게 아닌가?**

그러나 인생이란 사실 너무 좋지 않은가? 결국, 출생은 기적이고 그것은 당신에게 일어난 일이다! 그것을 믿으라. 인생은 환상적이며, 당신이 그 환상적인 삶을 살기를 기다리고 있다.

4. 담배 없이 삶을 즐길 수 있는가?

이 질문을 하는 이유를 생각해보라. 그것을 여기에 적으라.

_____

_____

_____

_____

_____

_____

이제 3, 4, 5장에서 얻은 결론을 다시 살펴보라.

흡연으로 즐거움이나 의지처를 제공받는다고 믿는다면, 담배를 피우지 않으면 그런 기분이 상실될 것이라고 생각하는 것이 당연하다. 많은 흡연자들에게 그 같은 '특별한 담배' 없이 살아야 한다는 생각이 걱정을 불러일으키는 원인인 것이다.

"행복한 비흡연자가 됨으로써 얻는 이점은 끝이 없습니다. 주된 것은 불안감 수준이 거의 제로로 떨어졌고, 관심을 갖는 영역이 늘어났다는 겁니다! 저는 아들과 더 좋은 시간을 보낼 수 있었고, 저의 담배와 라이터가 있는 곳에서 끊임없이 걱정할 필요가 없게 되었습니다! '알렌 카의 이지웨이' 덕분에 길을 잃기 전 그곳으로 다시 돌아가게 되었습니다."

젬마(영국)

〈알렌 카의 사례집〉

#3 몽상가

이 고객은 클리닉 중 한 곳에서 세션에 참석했고, 떠날 때 매우 행복해 보였습니다. 그는 주의 깊게 귀를 기울였고, 진정으로 금연을 약속했습니다. 그는 "내 삶에서 유일한 문제는 내가 무거운 흡연자라는 거요"라고 말하는 낙관적인 사람이었습니다. 나는 그가 단 한 번으로 이 세션을 쉽게 끝낼 거라 생각했습니다.

9개월 후 그는 나를 전화로 불렀습니다. "카 씨, 다시 보러 가도 되나요?" 그는 함정을 완전히 이해했고, 우리가 나눈 대화에서 확신을 가졌으며, 저도 마찬가지였습니다. 그는 담배 없이 9개월을 보냈습니다. 그리고 분명히 육체적인 금단 증상을 겪지 않고 있었습니다. 그러나 그는 "어떤 일이 생길 때까지 기다리는" 느낌을 갖고 있다고 말했습니다. 작별 인사를 할 때 그러한 문제를 정확하게 지적할 수 있는 기회가 있었습니다.

저는 봄에 파리에서 세션을 가질 것이라고 언급했습니다. 그러자 그는 "파리에 있는 카페에 앉아 햇볕을 받으며 아코디언 연주를 들으면서 한 손에는 와인 한 잔, 다른 한 손에는 골루아즈(프랑스의 궐련 담배 상표의 하나)를 들고 지나가는 사람들을 보겠네요." 그는 방금 많은 흡연자들이 자기가 좋아하는 담배에 대한 완벽한 환경으로 간주하는 그 상황을 설명했습니다.

저는 물었습니다. "당신이 그렇게 마지막으로 담배를 피웠을 때를 생각해보세요. 당신은 실제로 골루아즈를 피우면서 '내 폐로 들어가는 이 연기가 내게는 천국이라고 생각된다'는 것을 의식했나요?"

나는 그의 대답에 놀랐습니다. 그는 결코 파리에 가본 적도, 골루아즈를 피워본 적도 없다고 제게 이야기했습니다! 이런 게 세뇌의 힘입니다. 그것은 '기다리지만 일어나지 않는 신화'입니다.

우리는 5장에서 '특별한 담배'의 개념이 환영임을 확인했다. 즉 그것들 없이는 당신이 비참해질 것 같다는 생각이 들고, 보통 그 특별함이라는 것도 금욕의 시간을 보내고 난 후에 발생하기 때문에 단지 특별해 보일 뿐이라는 것이다.

▶ 비참함을 피하는 것과 행복을 얻는 것은 같지 않다

당신의 흡연생활 중에 이상하고, 퀴퀴하고, 심지어 역겨움을 줬던 수많은 담배가 있었을 것이다. 그러나 당신으로 하여금 멈춰서 다음과 같이 생각하게 했던 담배 한 대를 기억할 수 있겠는가? "흡연자가 된다는 게 얼마나 행운인가?" 당신은 담배를 피울 수 없기 때문에 완전히 비참했던 식사나 파티를 떠올릴 수 있을 것이다. 그러다가 결국 담뱃불을 붙이고 나서 얼마나 안도했는지를 기억할 것이다. 그러나 그건 다른 이야기다.

솔직히 당신은 담배를 피우고 싶은데 담배가 없었거나, 피울 필요가 없었는데 피운 때만을 생각하게 될 것이다.

▶ 담배를 피우지 않고도 특정한 상황을 좋아할 수 없다는 세뇌를 계속해서 한다면 정말로 그렇게 될 것이다

이러한 상황을 분석하여 왜 담배가 담배를 부르는지를 이해함으로써 실제로는 그 반대를 실현해야 한다.

환상을 꿰뚫어 보면 "나는 담배 없이는 그런 상황을 즐길 수 없을 거야!"라고 생각하는 대신, 당신의 제자리를 상기하게 될 것이다.

이건 놀랄 일이 아니다! 나는 이제 나 자신을 질식시켜 죽음에 이르게 하는 노예상태에서 벗어나 자유롭게 상황을 누릴 수 있다

명백한 진실은, 흡연자가 좋아하는 담배와 관련된 모든 전형적인 상황은 사실 비흡연자도 즐길 수 있는 경우라는 것이다. 실제로, 그들은 담배를 피우지 않기 때문에 더 많은 것을 즐긴다.

이제 비흡연자가 즐기는 모든 상황을 생각해보라. 그러나 흡연자는 이 상황들을 두려워한다.

휴가 때 비행기 안

영화관에 가는 것

멋진 레스토랑에서의 식사

좋은 경치를 볼 수 있는 기차 여행

스포츠

사무실에서 보내는 좋은 하루

아주 아름다운 비흡연자와 함께하는 뜨거운 데이트

담배를 피울 수 없는 상황은 흡연자에게 불행의 원천이 된다. 그러나 비흡연자가 되면 흡연의 폭압으로부터 자유로울 수 있는 오락과 기회의 세계를 재발견할 수 있다. 그것들은 담배를 피우기 전에 당신이 알고 있어야 했던 세상이다. 우리는 그것을 이렇게 부른다.

▶ 자유

> 이 점에 대해 여전히 확신이 없으면 119쪽으로 돌아가서 '특별한 담배들'에 관해 다시 읽으라.

4. 위기를 겪으면 나는 무엇을 하는가?

좋다, 그래서 우리는 흡연이 당신에게 어떤 기쁨도 주지 않는다는 것에 동의했다. 흡연은 담배를 원한다는 그 비참함을 덜어준다는 기쁨의 환영을 줄 뿐이다. 그것은 흡연이 다른 방법으로 의지처로서 역할을 할 수 있다는 걸 의미하는가?

우리는 담배가 불행을 초래한다는 것에 동의했다. 담배는 그 불행을 해소해주지는 않는다. 우리는 담배가 스트레스를 극복하는 데 도움이 된다고 믿도록 속았음을 이해했다. 우리는 속임수를 꿰뚫어 보았다(125쪽 참조).

흡연이 스트레스를 덜어준다는 신화 때문에 흡연자들은 흡연이 위기에 대처하는 데 도움이 된다고 믿는다.

TV나 영화의 전형적인 시나리오에는 나쁜 소식을 듣고 담배를 피우며 몸을 푸는 캐릭터가 등장한다. 그 메시지는 분명하다. "이 캐릭터는 담배 덕분에 대처하고 있다."

실생활에서 흡연은 트라우마(정신적 외상) 치료에 전혀 도움이 되지 않는다. 사실 트라우마를 악화시킨다.

예를 들어 밤늦게 비는 내리는데 자동차가 고장난 악몽을 생각해 보라. 이런 상황에 처한 적이 없다고 해도, 어떤 느낌일지 상상하기란 어렵지 않다. 당신은 도로의 가장 위험한 곳에 있다. 날은 어두워지고, 몸은 젖어 있으며, 스마트폰은 신호를 잡지 못한다. 아무도 도움을 주겠다며 차를 세우지 않는다. 그 대신, 그들은 당신이 그런 날씨에 거기에 갇혀있기라도 한 것처럼 고속으로 쌩쌩 달리며, 당신에게 물을 끼얹고, 경적을 울려댄다.

흡연자는 이러한 상황에서 의심의 여지 없이 담배를 피우지만 곤경은 변하지 않았다. 여전히 빗속에 좌초되어있는 것이다. 바뀐 게 있다면 비흡연자에게는 없었던 스트레스를 부분적으로 해소했다는 것뿐이다. 즉, 비흡연자보다 스트레스를 덜 받는 게 아니다.

담배를 끊은 후에도 흡연이 의지처가 되어준다고 계속 믿는다면, 다음에 비슷한 상황에 처했을 때 어떻게 할 것인가? 당신에게 처음으로 드는 생각은 "예전에는 이럴 때 담배를 피웠지"일 것이다.

그러나 당신의 인생에서 그런 외상이 일어난 마지막 때를 생각해보라. 담배가 당신의 문제를 해결해주었는가? 아니면 덜 심각하게 보이게 했는가? 당신은 이렇게 생각하면서 행복해하며 서있었는가? "나는 춥고, 젖었고, 배가 고프고, 피곤했지만 적어도 내게는 이 놀라운 담배가 있었다." 아니면 여전히 비참한가? 사실, 당신은 담배가 떨어질까봐 전전긍긍했을 것이다!

의지력 방법으로 금연한 전 흡연자는 이러한 상황에서 담배를 피우기 시작한다. 그들은 담배를 피우면 도움이 되기는커녕 그 상황에 스트레스가 더 가해진다는 것을 알지 못한다.

당신은 전 흡연자가 아니라 비흡연자가 될 것이다

이 사실을 받아들여라. 흡연자건 비흡연자건, 인생에는 기복이 있을 수밖에 없다. 당신이 그 같은 기복의 때에 뭔가 할 수 있다면 하라. 당신이 할 수 없다면, 마음에서 그것들을 내려놓고 계속 전진하라. 담배를 끊으려고 하면 정반대의 효과가 있을 뿐이다. 담배는 당신에게 더 많은 문제를 안겨줄 것이다. 담배를 피우지 않으면 비참하리라는 환상 때문에 우울해진다면 당신은 그냥 맥이 빠진 채로 살게 될 것이다.

마음속에 분명하게 담아두라.

▶ 인생에서 담배를 제거한다고 해서 공허해지지는 않는다

이것을 이해하지 못하는 전 흡연자들은 좋은 날을 나쁜 날로 만들고, 나쁜 날을 더 악화시키는 비참함을 겪는다.

중독 Vs. 의존

소위 마약 중독 전문가들은 종종 중독자에게 문제를 일으키는 용어를 사용한다. 가장 흔한 것은 '포기하다'라는 말로, 그것은 희생을 의미한다. 또 다른 하나는 '의존'이다. 당신은 오직 당신이 살아남을 수 없는 어떤 것에 의존하고 있다는 것이다.

아무도 니코틴, 알코올, 헤로인 또는 코카인에 의존하지 않는다. 사람들은 단지 그들이 그렇다고 생각하는 것이다. '의존'이라는 단어를 사용함으로써 의사와 소위 전문가들은 세뇌를 강화하고 중독자의 두려움을 확인한다.

'중독'과 '의존'이라는 용어는 혼동되어서는 안 된다. 제1형 당뇨병 환자는 생존을 위해 인슐린에 의존할 수도 있지만 마약 중독자가 되지는 않는다. 그들은 약물을 사용해야 할 충분한 이유가 있으며, 그것을 통제할 수 있다. 중독은 정반대다. 담배를 피우는 사람은 아무리 가끔 담배를 피우더라도 니코틴 중독자다. 담배를 피우는 데 합리적인 이유란 없으며, 흡연은 통제할 수 없다.

---

5. 준비하라

위기와 정신적 외상을 유발하는 사건은 드물게 그리고 경고 없이 발생하기 때문에 놀라울 수 있다. 당신은 함정을 이해했기에 담배를 피울 필요성이나 욕망을 모두 제거했다고 생각할 수 있다. 행복한 비흡연자로 수개월 또는 몇 년 동안 지낼 수 있을 것이다. 하지만 어떤 위기가 당신을 균형에서 벗어나게 하면서, 어딘가에서 다음과 같은 생각이 떠오른다. "이럴 땐 담배를 피웠는데."

명심하라. 뭔가를 생각했다고 해서 그게 실제로 무슨 의미가 있는 건 아니다. 정말로 중요한 것은 당신이 그렇게 생각한 대로 행동했느냐다.

"지금과 같은 때라면 나는 담배를 피웠을 거야"라면서 걱정하지 말라. 대신, 당신이 더 이상 니코틴의 노예가 아니라는 것과, 이제는 당신이 얼마나 잘 대처할 수 있는지를 생각해보라. 이것은 당신이 얼마나 자유로운지를 스스로에게 상기시키는 순간이다.

멋진 일 아닌가? 나는 비흡연자다!

note

당신의 개인적인 계획

나는 긴급한 문제들에 대한 답으로 다음과 같은 점을 읽고 이해
했습니다.

○ 이지웨이를 통해 나는 결코 다시는 담배를 피우지 않을 것임을
절대적으로 확신시켜주는 마지막 담배를 마친다

○ 나는 마지막 담배를 피우고 나면 행복한 비흡연자가 될 것이다

○ 누구나 자기의 결정에 대한 모든 의심을 제거하면 자유로워질
수 있다

○ 불행을 피하는 것이 행복을 얻는 것과 같지는 않다

○ 내 인생에서 담배를 제거해도 삶이 공허해지지는 않는다

자유로운 비행을 위한 점검

○ 모든 내용을 분명히 이해했다

18장에서 지침이 있을 때까지는 여기에 체크하지 마십시오.

제15장

두려워할 것은 전혀 없다

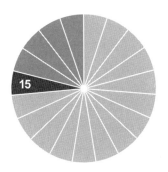

중독의 근원이 두려움이라면, 그 두려움은 어디서 오는 것일까? 그리고 더 중요한 것은, 어떻게 그 두려움을 사라지게 할 수 있을 것인가?

두 가지 목록을 작성하라. 한쪽 목록에는 흡연으로 인해 당신이 장점이라고 인식하는 것을 적고, 반대쪽에는 단점을 적으라.

흡연의 장점   흡연의 단점

_____ _____   _____ _____

_____ _____   _____ _____

_____ _____   _____ _____

_____ _____   _____ _____

_____   _____   _____

_____   _____   _____

_____   _____   _____

지금까지 살펴본 모든 것을 읽고 이해했다면 이것은 매우 일방적인 목록이어야 한다. 당신이 '장점' 칸에는 아무것도 적지 않았기를 바란다.

▶ 보는 것이 믿는 것이다

당신은 니코틴 중독에 대한 진실을 잘 보고, 함정을 잘 이해해가고 있다. 현실에서는 아무것도 변하지 않았다. 장점과 단점은 흡연생활 전반에 걸쳐 동일하다. 담배를 피우는 데는 좋은 이유가 없었다. 끊임없이 금연해야 할 많은 이유가 있었을 뿐이다.

흡연자가 사실을 알 수 있게 하는 한 가지 힘이 있다.

▶ 두려움

두려움은 이해가 부족하면 생긴다. 일단 '장점' 칸에 쓸 내용이 없는 데까지 도달하면 이제는 두려워할 게 없다. 그러나 여전히 흡연에 이점이 있다고 믿는다면 금연이 성공할까봐 두려워하며 약한 모습을 보일 것이다.

성공할까봐 두려워하는 것은 흡연자를 함정에 빠뜨리는 것이다. 즉, 흡연이 그들에게 끼치고 있는 해악에 대한 두려움과 담배를 피우지 않는 삶에 대한 두려움 사이에서의 줄다리기에 빠져있는 것이다. 이러한 사람들은 '즐거움'이나 '의지처' 없이 어떻게 삶을 감당할 것인가?

세뇌 때문에 그들은 담배를 피우지 않는 삶이 정말 힘든 삶일 것이라고 확신하고, 그렇다고 해서 담배를 피우면 또 어떻게 될지 두려워한다. 그들은 결국 두려움에 사로잡혀 헤드라이트 앞의 토끼처럼 되고 만다.

비흡연자는 이러한 사실을 이해하기가 어렵다. 그들은 담배를 피우지 않는다고 해서 인생에 두려워할 건 없음을 알고 있다. 따라서 자신의 목숨을 걸면서까지 흡연을 계속하는 것에 대해 당황스러워한다.

＊비흡연자가 되면 두려워할 게 없음을 확실하게 알게 될 것이며, 기막히게 좋은 즐거움만 얻을 것이다

1. 결코 안 피운다는 것은 영원히 안 피운다는 것이다

일부 흡연자는 담배를 피우지 않고 사는 게 그렇게 고통스럽지 않

다는 것을 알게 되면, 자기가 언제나 흡연의 선택권을 갖게 되는 거라 말함으로써 성공에 대한 두려움을 완화하려고 한다. "이게 마지막 담배일 필요는 없다"는 것이다.

사실, 모든 사람이 원할 경우 흡연할 수 있는 선택권을 갖지만, 흡연할 필요나 욕구가 없다면 왜 그런 선택을 하겠는가?

그처럼 마지막이 아니라는 태도로 시작하면, 조만간 실패할 수 있다. 흡연을 다시 하게 되는 유일한 이유는, 여전히 흡연이 어떤 즐거움이나 의지처가 되어준다고 생각하기 때문이다. 아직도 그렇게 생각한다면, 당신은 항상 담배를 피우려는 유혹을 받기 쉽고, 그 유혹에 저항하고자 당신의 모든 의지력을 동원해야 할 것이다.

▶ 이지웨이는 그 유혹까지 함께 제거하는 것이다

대신, 당신이 성공한다는 확실성을 가지고서 시작하면, 영원히 자유롭게 될 것이다. 그러므로 모든 의심을 제거하라. 두려움과 공포를 제거하면 확실히 달성하기가 쉽다.

▶ 금연에 대한 두려움은
흡연을 시작함으로써 생겨난 것이다

▶ 담배는 두려움을 일으킬 뿐 두려움을 덜어주지는 않는다!

"제게 가장 강력하게 와 닿은 것은 다른 방법으로는 금단증상이라는 고통을 겪게 되는데, 이지웨이로는 그렇지 않다는 것이었습니다. 성공률(80%)은 매우 높습니다."

조지프 알바레즈 살세도(의료 서비스 책임자, 스페인 운송회사 트랜스페사)

2. 확신함으로써

우리는 쉽게, 고통 없이, 그리고 영구히 담배를 끊기 위해서는 모든 의심을 제거할 필요가 있음을 확실히 입증했다. 그러나 어떤 일이 일어나지 않을 거라고 어떻게 확신할 수 있겠는가? 결국, 운석에 맞을 확률은 극히 적지만, 그런 일이 결코 일어날 수 없다고 확신할 수 있는 사람은 아무도 없다.

그러나 흡연자는 잠재적인 운석 희생자보다 상당한 이점이 있다.

* 운석이 당신을 때리면, 당신이 할 수 있는 일은 절대적으로 없다

그러나 당신 자신만이 다시 담배를 피울 수 있다.

흡연자는 스스로 흡연을 통제하지 않고 있음을 알고 있기 때문에 흡연을 다시 하지 않으리라 결코 확신할 수 없다고 생각한다. 아무도 흡연을 강요하지 않지만, 세뇌는 담배를 피우면 더 행복해지거나 덜 비참해질 거라고 확신시킨다. 하지만 어떤 흡연자도 이러한 세뇌를 제거함으로써 통제로부터 회복될 수 있다.

그래서 당신이 의심할 만한 유일한 것은 당신의 마음상태다.

그리고 그것은 당신이 통제할 수 있는 것이다. 당신의 마음을 열고, 환상을 보고, 긴장을 풀면 담배 피우는 것이 당신에게 절대적으로 도움이 되지 않는다는 확신을 얻게 된다. 이 같은 확신이 생기면 담배에 대한 모든 욕구를 제거하게 되는 것이다. 그리고 모든 욕망이 제거되면 비흡연자가 되는 것쯤은 세상에서 제일 쉽고 자연스러운 일이 된다.

▶ 비흡연자에게 담배를 피우지 말라고 해보고 그게 얼마나 쉬운지를 물어보라

> 프라이팬을 자기 머리 위로 던질 염려를 하면서 살고 있는가?

당연히 그렇게 하지 않을 것이다. 그렇게 하려면 프라이팬을 들고 머리를 쳐야 하는데, 그렇게 할 필요도, 욕구도 없음을 당신은 확신하고 있다!

동일한 내용이 흡연에도 적용된다. 담배를 피움으로써 폐에 유독한 연기를 빨아들일 만한 충분한 이유가 없다. 그리고 일단 당신이 이 사실을 확신하게 되면, 프라이팬으로 머리를 치는 것보다 더 담배를 피우는 데 대해서 필요와 욕구를 느끼지 못하게 될 것이다.

많은 흡연자들이 믿는 것과는 달리

▶ 당신은 자유로워질 수 있다

이 정도 수준의 확실성을 달성하려면 세 가지 중요한 포인트가 마음속에 뿌리내리도록 해야 한다.

1. 담배는 당신에게 전혀 도움이 되지 않는다

왜 그런지를 이해해야만 한다. 그러면 당신은 박탈감을 느끼지 않을 것이다.

2. 전환기를 거치지 않아도 된다

갈망이 완전히 풀리기 전에 어떤 '금단증상 기간'도 잊어버려라. 갈망은 육체적인 게 아니라 정신적인 것이며, 마지막 담배를 다 피우면 제거된다.

3. '단 하나의 담배' 같은 것은 없다

각 담배가 무엇인지를 보라. 더러운 평생의 사슬의 일부일 뿐이다. 담배 한 대만 보지 말고 10만 개의 담배를 보라. 그게 현실이다. 그 현실을 보라.

의지력 방법으로 금연하려고 할 때 사람들이 저지르는 실수 중 하나는 바로 흡연에 대한 생각을 마음으로부터 몰아내려고 한다는 것이다. 그 결과 그들은 그 생각에 사로잡히게 된다. 이는 인간의 마음이 어떻게 작동하는지를 잘 보여준다. 뭐든지 생각하지 않으려고 하면 자동적으로 그게 생각을 지배하게 된다.

▶ *코끼리에 대해 생각하지 마시오!*

마음에 처음 들어온 게 무엇인가?

여섯 번째 지침

☞ 흡연에 대해 생각하지 않으려고 하지 말라

---

3. 슬퍼할 건 아무것도 없다

의지력 방법으로 금연한 일부 흡연자의 경우, 어쩐지 손해를 봤다는 그 느낌은 마치 배우자와의 사별 때의 그 기분과도 같다. 담배를 피우는 동안 흡연자는 담배를 친구, 의지처, 심지어는 자신의 일부라고 여겼다. 그들은 담배가 유해한 친구라는 것을 알고 있지만, 자신의 삶에서 담배를 잘라낼 때 여전히 상실감을 느낀다.

우리 모두는 배우자와의 사별을 두려워하며, 사별이 우리에게 일어나면 고통을 겪는다. 사랑하는 사람을 잃으면 우리는 처음에 그 고통을 극복할 수는 있지만, 우리 삶에는 공백이 남는다. 가족 모임이나 항상 함께했던 일상적인 행사에서 그들의 부재가 더 생각나게 될 때가 있을 것이다. 그것이 우리를 슬프게 한다. 의지력을 다해서 담배를 피우지 않고 있는 전 흡연자들은 이와 비슷한 경우를 느낀다.

의지력 방법으로 금연하려고 노력하면서 이 사별 의식을 경험한 사람들은 누구나 다시 그런 감정에 사로잡히고 싶어하지를 않는다.

그러나 그들은 무엇 때문에 슬퍼하고 있는가? 노예가 되게 했던 그 '친구'는 그들에게 말할 수 없는 고통을 안겨다주었으며, 돈을 가져갔고, 삶을 위협했다. 더욱이, 죽지는 않은 채로 그들의 의지력이 사라질 때까지 기다리고 있는 그 '친구'는 복수하겠다며 삶으로 다시 들어오고 혼란의 캠페인을 재개해 그들을 죽일 것이다!

▶ **분명히 새겨두라**
담배는 당신의 친구가 아니며, 친구였던 적도 결코 없다
오히려 담배는 당신 인생 최악의 적이다

악한 폭군에 의해 억압받는 나라에 살고 있다고 상상해보라. 매일 당신이 삶에 대한 두려움 속에서 살고 있을 때, 당신은 자기 자신이 포로인 것처럼 느껴졌다. 그리고 매일 당신은 이 폭정에 따르며 살지 않기를 바랐다. 그 폭군이 권좌에서 제거되면 어떨 거 같은가? 슬플까, 아니면 기쁠까?

Q. 갈망은 언제 나오는가?
A. 당신이 선택할 때마다

선택은 간단하다.

1. 담배를 친구로 보는 실수를 계속한다면 담배를 그리워하지 않을 것이라고 장담할 수 없다. 이 옵션을 선택하면 비참함을 느끼고, 담배를 계속 갈구하며, 남은 인생에서 박탈감을 느끼고, 다시 담배를 피우게 될 가능성이 크다. ○

2. 담배는 당신을 노예생활에, 그리고 불행에 빠지게 하는, 당신의 삶을 끊임없이 위협하는 폭군임을 인식하라. 이 같은 사실을 인식하면 담배에 대한 갈망을 멈추고, 남은 인생을 담배 없이 살면서 기뻐할 것이다. ○

선택의 여지가 있다고 판단되면 당신이 원하는 옵션을 선택하라.

4. 자꾸 드는 사소한 의심

우리가 말한 그 폭군의 제거가 며칠 동안 가끔씩 정전이 되는 것과 같은 몇 가지 초기의 불편과 관련이 있다고 상상해보라. 그것은 조금은 짜증나는 일이겠지만 폭정의 종식을 축하하는 것을 멈추게까지 할 일은 결코 아니지 않은가?

마지막 담배를 피우고 며칠만 지나면, 작은 괴물은 문자 그대로 죽어가고 있으며, 당신의 두뇌에 메시지를 보내 "나는 담배를 원해!"라고 해석하게 할 것이다. 그러나 이제는 무슨 일이 벌어지고 있는지 이해하고 작은 괴물에게 먹이를 주는 대신, 그 최후의 발악을 기뻐하는 것이다. 왜냐하면 그들이 폭정의 끝에 와있음을 알기 때문이다.

긍정적인 진실을 보면서, 당신은 담배를 피울 수 없다는 이유로 불안해하지는 않게 된다. 당신은 그동안 계속 담배를 피우면서 살아왔기 때문에 느끼는 아주 작은 초조함의 감정을 있는 그대로 받아들인다. 이처럼 무슨 고통이 있는 게 아니기 때문에 당황할 필요가 없음을 깨닫고, 당신이 작은 괴물을 죽이고 있다는 사실에 기뻐한다.

5. 반응 시간

특히 처음 며칠 동안은 당신이 금연했다는 걸 잊어버릴 때가 있다. 아침에 제일 먼저 하는 일은 비슷하다. 당신은 반쯤 잠든 상태로 생각한다. "나는 일어나서 담배를 피울 거야." 그러고 나서 당신은 자신이 더 이상 담배를 피우지 않는다는 것을 기억한다.

또 다른 경우는 당신이 사교 활동을 할 때다. 잡담하고 있는데 갑자기 당신 앞에 담배 한 갑이 있다. 자동으로 한 개비를 잡고 나서 자중한다.

그런 경우 다시 마음에 의심이 생길 수 있다. 세뇌를 제거한 줄 알았는데, 왜 당신은 본능적으로 흡연자처럼 반응하는가?

흡연과 사회적 상황 간의 정신적 연관성, 또는 아침에 발생하는 정신적 연관성은 육체적인 금단증상이 끝난 후에도 오래 머무를 수 있다. 그렇다고 해서 아직도 당신이 중독되어있다는 뜻은 아니다. 그러니 당황할 필요는 없다. 이러한 상황에 대비하고, 만약 그 같은 상황이 발생하면 "오, 안돼! 나는 유혹에 빠졌어. 하지만 담배 한 대를 피울 순 없어"라고 생각하는 대신, 침착함을 유지하라. 그리고 다음과 같이 생각하라. "정말 대단하지 않은가! 난 더 이상 담배를 피울 필요가 없어. 나는 자유롭다!"

좋은 사인

당신이 더 이상 담배를 피우지 않는다는 사실을 순간적으로 잊어버리는 것은 좋은 신호다. 그것은 당신의 삶이 더 이상 흡연에 의해 지배당하고 있지 않는다는 것을 보여준다. 당신의 마음은 자유롭다. 당신은 중독되기 전의 행복한 상태로 돌아갈 수 있다.

당신의 개인적인 계획

나는 비흡연자가 되는 것에 대한 두려움에 대해 다음과 같은 요지를 읽고 이해했습니다.

○ 여전히 흡연에 이점이 있다는 것을 실수로 믿는다면, 나는 성공에 대한 두려움에 취약할 것이다

○ 금연을 두려워한다는 것은 불합리하다. 금연에 대한 두려움은 흡연을 시작함으로써 야기되는 것일 뿐이다

○ 내게는 선택권이 있다

○ 나는 과도기를 겪을 필요가 없다

○ 여섯 번째 지침: 흡연에 대해 생각하지 말라

○ 담배는 친구가 아니며, 결코 친구였던 적도 없다. 담배는 내 인생 최악의 적일 뿐이다

자유로운 비행을 위한 점검

○ 모든 내용을 분명히 이해했다

18장에서 지침이 있을 때까지는 여기에 체크하지 마십시오.

제16장

통제권을 취하라

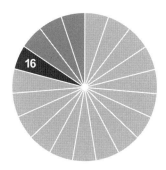

곧 당신은 당신 인생의 마지막 담배를 피울 것이다. 먼저 우리가 읽고 이해했던 모든 것을 모아서 앞으로 예상보다 오래가는 의구심의 실타래를 푸는 데 사용해야 한다. 이제는 통제할 때다.

1장에서 금연하고 싶은 이유에 대해 적었다. 스스로에게 상기시킬 겸 여기에 금연하고 싶은 이유를 다시 써보라. 책을 보면서 새롭게 떠오른 이유가 있다면 추가하라.

_____ _____

_____ _____

_____ _____

_____ _____

흡연자가 금연하기를 원하는 이유는 많다.

1. 건강

건강이 가장 일반적인 이유다. 그것을 깨닫지 못한 채로, 흡연자들은 모든 종류의 쇠약해지는 건강상태로 살고 있으며, 그 같은 상태가 흡연과는 아무런 상관이 없는 척한다.

이 중 당신이 느끼고 있는 것은 무엇인가?

○ 두통

○ 가슴 통증

○ 피부의 기미

○ 호흡 곤란

○ 빨리 일어났을 때 눈 앞이 희미해지는 것

○ 기침

○ 쌕쌕거림

○ 현기증

○ 무기력증과 피곤

○ 감기 및 기타 질환에 잘 걸림

---

* 금연하면 당신의 몸은 건강했던 때로 기적적으로 돌아가며, 담배를 피우는 게 건강에 얼마나 좋지 않은지를 깨닫게 된다

그러나 흡연으로 인해 생명을 위협하는 질병에 시달리는 것에 대한 지식을 대부분의 흡연자들은 그들이 금연하기를 원하는 이유로 든다. 흡연과 암의 연관성은 수십 년 동안 알려져왔다. 그 밖의 많은 질병도 흡연으로 인해 발생한다는 것은 현재 분명한 사실이다.

흡연이 한 원인이 되는 것으로 알고 있는 것을 고르시오.

- ○ 폐암
- ○ 심장병
- ○ 동맥경화증
- ○ 폐기종
- ○ 협심증
- ○ 혈전증
- ○ 기관지염
- ○ 천식
- ○ 당뇨병
- ○ 자궁경부암
- ○ 유방암
- ○ 뇌졸중

아무도 사형 선고를 받은 채로 살고 싶어하지 않으며, 흡연자 또는 그들과 가까운 누군가에게 건강의 위협이 닥쳤을 때 그것이 종종 금연 시도의 방아쇠가 된다.

그러나 건강의 위험만으로는 금연하기가 어렵다. 만약 그렇다면,

우리는 당신의 머리를 모래에서 꺼내어 즉시 금연하도록 해주는 통계로 이 책을 채울 수 있다. 그러나 충격 전술은 효과가 없다.

흡연자는 자연스럽게 끔찍한 통계에 귀를 기울인다. "그 일은 내게는 일어나지 않을 거야." 그런데 그 같은 일이 실제로 자기 자신에게 일어났는데도 담배를 계속 피운다는 것은 이해하기가 더 어려울 것이다. 예를 들어, 의사가 이렇게 말한 후에도 말이다. "금연하지 않으면 다리를 잃게 될 것입니다."

의심의 여지 없이 그 같은 선택에 직면하면 당신은 즉시 금연하리라 확신할 것이다. 하지만 왜 그렇게 되지 않는지를 이해해야 한다.

니코틴 함정의 독창적인 미묘함은, 흡연이 우리를 쇠약하게 하는 그 영향에 대해 더 두려워할수록 그 작은 의지처에 대한 필요성을 더 느끼게 된다는 점이다. 다리를 잃을 것이라는 말을 들은 흡연자는 겁에 질려있지만, 중독에 빠져있기 때문에 자기 자신을 죽이는 바로 그 일에서 위로를 얻는다.

당신을 쇠약하게 하는 중독과 독성이 육체적으로나 정신적으로 당신을 끌어내리고 있기 때문에 그게 당신을 죽인다는 것을 알았을지라도 당신은 운명이라면서 체념한다.

그들은 그렇게 생각하지 않으려고 하지만, 모든 흡연자들은 처음부터 생명을 위협하는 질병에 걸릴 위험이 크게 증가하고 있음을 알고 있다. 두려움과 공황이 더 많이 생길수록 그들은 작은 신조에 의지한다.

흡연자는 그게 비논리적이라는 사실을 알고 있지만, 왜 그런 일이 일어났는지는 이해하지 못한다. 그들은 무기력하고 애처로운 느낌이 들며, 갈수록 더 그들의 작은 의지처를 필요로 한다.

▶ 이것이 중독이 우리를 통제하는 방법이다

우리는 담배가 우리를 죽이고 있음을 알지만, 담배는 우리로 하여금 자신이 '친구'라고 생각하도록 속인다.

▶ 금연하도록 동기부여하기 위해
마약에 의해 통제되는 비참한 느낌을 사용하려고 애쓰지 말라
그런 통제로부터 벗어나서 자유롭다는 것
그것이 당신이 자유로울 때 즐길 수 있는 아름다운 일이다

흡연자가 1년에 담배를 피우느라 돈을 얼마나 쓰는지 계산해보자. 흡연자가 평생 하루에 평균 20개비를 피우면 16만 달러 이상을 지출하게 된다. 이것은 종종 금연하기에 충분한 계기가 될 것이다. 당신은 당신이 비흡연자로서 살아갈 수 있는 놀라운 인생을 실현하기 위해 그 돈으로 할 수 있는 모든 일을 생각하면 될 뿐이다.

그러나 돈만으로는 우리로 하여금 금연하게 하기가 어렵다. 흡연자는 인생에서 중요한 것을 희생하더라도 항상 중독에 필요한 돈을 찾는다.

평소에 자기가 피우는 양만큼 담배를 구입할 여유가 없을지라도,

확실히 담배 없이는 지내기 힘들다는 이유로 담배를 줄이거나, 담배를 손으로 말아서 피우거나, 또는 구걸하거나 훔치거나 빌려서라도 피운다. 그것은 애처로운 삶의 방식이며, 그로 인해 흡연자는 더욱더 자기 혐오감과 비참함을 느끼게 된다.

▶ 흡연자가 비참함을 더 느낄수록 그 작은 의지처를 더 필요로 한다

그들은 돈을 태우는 것을 멈추기 위해서는 금연해야 한다는 논리를 완전히 이해하고 있다. 하지만 스스로 할 수 없다는 사실은 자존감 부족만을 더 드러낸다.

▶ 돈을 금연의 동기로 삼기 위해 노력하지 말라
그러나 돈을 버는 것은 당신이 자유로울 때는 아주 즐거운 일이다!

> "'알렌 카의 이지웨이' 금연 세미나에서 금연했습니다. 저는 자유를 원했습니다. 아무런 즐거움도 주지 않는 니코틴 노예로 사는 것이 아니라요."
>
> 지안루카 비알리(전 풋볼 선수)

2. 죄

사랑하는 사람들이 당신에게 금연하라고 압력을 가한다면 건강과 돈이 모두 작용할 것이다. 건강이 나빠지거나 죽게 되면 그게 가까운 사람들에게 어떤 영향을 미칠지 생각하는 것은 무서운 일이다.

어떤 부모도 자녀가 담배를 피우는 걸 원치 않는다. 하지만 당신이 흡연을 함으로써 '모범'을 보인다면, 자녀가 담배를 피우는 것은 거의 불가능한 일이 될 것이다.

우리 클리닉에서는 그 같은 이유로 금연하려고 했던 부모, 또는 일곱 살짜리 딸에게서 "엄마, 엄마가 죽는 걸 원치 않아요"라는 말을 들은 한 엄마의 이야기를 들었다.

그러나 그만큼 강한 감정조차도 흡연자로 하여금 금연하게 하기가 어렵다.

사랑하는 사람들을 위해 옳은 일을 하겠다는 불타는 욕망에도 불구하고, 그들은 담배를 계속 피우면서 몰래 빠져나간다.

그들은 그렇게 자신을 경멸하고 죄책감으로 비참해진다.

금연하고 싶다는 욕망은 엄청나다. 그러나 그들은 자기가 빠져있는 함정을 이해하지 못하기 때문에 탈출하지 못하는 것이다.

▶ **금연하라는 열망을 갖기 위해 죄책감을 사용하려고 애쓰지 말라**
당신이 자유롭다면 그 같은 끔찍한 생각이나 감정으로부터
풀려나는 일은 아름다운 햇빛이나 푸른 하늘과 같다!

3. 금연하는 진짜 이유

담배를 끊을 수 있는 이러한 강력한 이유에도 불구하고, 흡연자는 여전히 흡연을 계속해야 한다면서 변명을 하고 있다. 그들은 돈에 대해 모래에 머리를 묻고, 건강에 대한 두려움이 그들에게 생기지 않을 거라면서 자기 자신과 사랑하는 사람들에게 "아직은 아니지만 나중에 금연할 거야"라고 거짓말을 한다.

이 끊임없는 회피와 부정과 거짓말은 흡연자에게 불행을 더해준다. 그들은 금연해야 하는 그렇게 많은 이유가 존재하는 상황에서 왜 그렇게 담배를 계속 피우려고 애를 쓰는지 이해할 수가 없다. 그들은 스스로 통제할 수 없는 무언가에 빠졌다고 결론지을 것이다. 그리고 이것 자체가 금연하게 되는 가장 강력한 이유다.

▶ 인생을 다시 통제하려면

당신이 비흡연자가 되면 기뻐할 많은 이유가 있다. 당신은 더 건강하게 살고 있고, 조기 사망의 위험을 즉각 줄였다. 이러한 사실을 알게 됐다는 것은 정말로 멋진 느낌이다.

진정한 즐거움에 더 많은 돈을 쓰게 됐음을 발견하면 기분이 좋아진다. 사랑하는 사람을 눈으로 보고, 냄새를 신경 쓰지 않고서 키스할 수 있다는 것은 놀라운 느낌이다.

그러나 무엇보다도 제일 좋은 것은 자기 자신을 더 이상 노예로 여기지 않아도 된다는 것이다.

당신의 건강과 돈과 인간관계를 스스로 통제하고 있다고 느끼게 되면서, 당신의 삶은 당신의 자신감과 자부심을 위한 훌륭한 삶이 된다.

뒤집어 보면, 당신이 그 일들을 통제할 수 없다고 느끼는 것은 수치스럽고 비참한 일이다. 그러나 당신은 금연함으로써 함정에서 탈출할 때까지는 자기가 그 함정에 얼마나 깊숙이 빠져있었는지를 종종 알지 못한다.

4. 방어적인 주장

당신은 "왜 담배를 피우십니까?"라는 질문에 흡연자가 답하는 방식에 있어서 흡연자 자신이 통제가 안 된다고 느끼는 것을 알 수 있다.

그들의 대답은 거의 항상 방어적이고 부정적이다.

"나는 그게 날 좋지 않게 만드는 걸 알아채지 못했소."(건강 강박관념)

"나는 그걸 가질 여유가 있어요."(돈 강박)

"나는 다른 나쁜 걸 하고 있지 않아요."(죄 강박)

이것은 건강, 돈, 죄책감에 대한 생각이 마음속에 가장 많이 드러난다는 것을 보여준다.

누군가가 왜 축구를 하는지, 즉 무엇이 진정한 즐거움인지 묻는다면, 팀워크, 육체운동, 신선한 공기, 성취감 등에 대해 열변을 토할 것이다. 이처럼 흡연자에게 진정한 즐거움을 추구하느냐고 묻는다면 그는 돈, 건강 또는 죄책감에 대해 변명하지 않을 것이다.

흡연자는 흡연에 대한 정당한 이유가 없으며, 무언가에 의해서 통제받고 있기 때문에 그렇게 방어적인 대답만을 한다.

▶ 중독과 공포

두려움은 세뇌에 의한 것이다. 그러므로 세뇌를 제거하면 두려움이 사라진다. 그것이 당신이 함정을 피하는 방법이다.

▶ *그것은 간단하다*

103쪽으로 돌아가라. 커다란 사각형을 보고 이게 흡연이 당신에게 하는 일임을 상기하라. 그것 말고는 절대적으로 아무것도 아니다. 흡연은 당신의 삶을 고쳐시키지 않는다.

흡연자가 느끼는 즐거움의 환영은 이전의 담배에 의해 만들어진 공허감과 불안감을 부분적·일시적으로 완화시키는 것임을 분명히 해야 한다. 당신이 담배를 계속 피우는 한, 이 느낌에 의해 통제될 것이라는 점을 이해하라. 좋은 일을 해내는 유일한 방법은 담배를 끊는 것이다. 영구적으로!

5. 모든 흡연자가 금연하고 싶어한다

많은 사람들이 이 사실을 받아들이기를 어려워한다. 흡연자와 비흡연자 모두 비슷하게, 실제로 흡연을 즐기면서 남은 인생 동안 흡연자로 남아있는 게 행복이라고 생각하는 흡연자가 있다고 가정하는 것 같다. 하지만 이런 사람을 한 번이라도 만난 적이 있는가?

금연하려고, 줄이려고, 전자담배나 다른 대체품으로 바꿔보려고 결코 애쓰지 않는 흡연자를 한 명이라도 알고 있는가?

담배로 인생을 허비하는 것과 건강에 해를 끼치는 것에 대해서 절대로 신음하지 않는 흡연자를 한 명이라도 알고 있는가?

설문조사에 따르면, 흡연자의 70%는 금연하고 싶어한다. 다른 30%는 아직 자신이 금연하고 싶어한다는 걸 인정할 준비가 되어있지 않을 뿐이다. 금연을 원한다는 걸 인정하는 것은, 당신이 자기 자신을 통제할 수 없다는 것을 인정하는 것이며, 이처럼 자기가 통제되고 있음을 알고 있다는 게 흡연자가 흡연과 관련하여 가장 싫어하는 것이다.

6. 모든 흡연자는 자기가 단기간만
흡연하리라 생각한다

요즘은 아주 비싼 라이터나 담뱃갑을 갖고 있는 흡연자는 거의 없다. 아름답고 섹시하고 매혹적인 남성과 여성은 흠 잡을 데 없는 최신 패션을 입고서 저렴한 녹색 플라스틱 라이터로 담뱃불을 붙인다. 그들은 곧 금연하기를 희망하기 때문에 값비싼 물건을 원하지 않는다!

"한 친구가 당신의 책을 읽고 금연했습니다. 그래서 저도 한 권 주문하기로 했습니다. 이 책을 읽는 동안 담배를 피웠고, 거의 모든 점에 동의하면서 고개를 끄덕였습니다. 지금까지 9개월의 자유를 누리고 있습니다. 매 순간이 즐겁습니다. 이 개인적인 자유는 축복이며, 돈은 절대적으로 절약되고 있습니다."

리처드(미국 플로리다 주)

전자담배, 스누스, 껌, 패치와 같은 모든 니코틴 대체품이 처음 나왔을 때 왜 그렇게 인기가 있었다고 생각하는가? 담배를 피우는 효과적인 대안이라고 주장하는 모든 것은, 흡연자의 열정의 물결과 만난다. 왜 그런가? 다음과 같은 이유 때문이다.

▶ 모든 흡연자가 쉬운 금연 방법을 찾고 있다

다행히도 '알렌 카의 이지웨이'로는 쉽게 금연할 수 있다. 이지웨이는 모든 흡연자가 필사적으로 원하는 뭔가를 함으로써 전 세계 수백만 명을 통해 성공적으로 입증되었다.

▶ 당신에게 다시 통제권을 돌려줌으로써

더 이상 애매한 노예가 되지 않음으로써 통제권을 되찾는 것이, 다시 비흡연자가 되는 가장 좋은 방법이다. 당신은 당신 자신을 위해 그 자유로움을 막 즐기려 하고 있다.

대부분의 흡연자들이 금연을 시작하기 전에, 스스로를 우울하게 할 끔찍한 트라우마를 겪어야만 한다는 두려움을 갖고 있다. 이것은 그들이 니코틴 중독에 의해 얼마나 통제되고 있는지를 보여준다. 이것은 단지 금연이 끔찍한 트라우마를 포함한다는 믿음일 뿐이다. 그것은 전적으로 정신적인 것이다. 그러나 트라우마에 대한 두려움 없이 금연해야 트라우마가 없다.

흡연자들이 두려워하는 트라우마는 중독에 의해 마음에서 만들어진 것일 뿐이다

작은 괴물은 가장 가벼운 공허감을 만들어내면서 큰 괴물을 마음속으로 불러온다. 그 같은 사고 과정이 마치 아이에게서 좋아하는 장난감을 빼앗으면 아이가 갖게 되는 감정을 경험하는 것과 같은 방식으로 진짜로 신체의 불편함을 동반한다.

아이가 장난감을 원한다. 하지만 아이는 장난감을 가질 수 없으며 "으아앙" 하며 엄청나게 반응한다. 나쁜 감정의 파도를 일으킨다.

그러나 당신이 담배를 피우고 싶지 않다면, 담배 생각이 나면 "한 대 피우고 싶지만 그 한 대를 피울 수는 없어"라고 생각하지 않을 것이다. 그때 당신은 자유롭다고 느낄 것이다. 그러므로 "으아앙" 같은 반응을 보이지 않을 것이다.

7. 통제권을 취하라

통제권을 취한다는 것은, 니코틴 없는 삶이 두렵지 않으며 담배를 피울 만한 이유가 없음을 알고 있는 비흡연자의 사고방식으로 바꾸는 것을 의미한다.

많은 사람들이 '알렌 카의 이지웨이'로 금연하게 되는 이유는, 그들이 마음을 열어 남은 생애 동안 니코틴의 노예가 될 필요가 없음을 깨닫기 때문이다.

이제는 사실을 완전히 분명히 할 때다

당신은 흡연을 그리워하지 않는다

당신은 더 많은 삶을 누리게 될 것이다

스트레스에 더 잘 대처한다

탈출을 위해 끔찍한 트라우마를 겪을 필요가 없다

그러므로, 두려워할 게 아무것도 없다

당신의 개인적인 계획

나는 통제권에 대한 다음과 같은 내용을 읽고 이해했습니다.

○ 금연하면 내 삶을 통제하게 될 것이다

○ 금연의 두려움은 흡연으로 인해 생긴 것일 뿐이다

○ 나는 담배를 그리워하지 않을 것이다

○ 나는 더 많은 삶을 누릴 것이다

○ 나는 스트레스에 더 잘 대처할 것이다

○ 나는 탈출을 위해 끔찍한 트라우마를 겪을 필요가 없다

―――― 자유로운 비행을 위한 점검 ――――

○ 모든 내용을 분명히 이해했다

18장에서 지침이 있을 때까지는 여기에 체크하지 마십시오.

제17장

금단증상

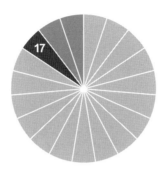

많은 흡연자들이 이 단계에 도달하는데, 그들은 흡연이 그들에게 아무런 도움이 되지 않고, 금연하는 것이 그들의 삶을 통제할 수 있게 해주는 놀라운 업적이 될 것임을 분명히 알고 있다. 그러나 그들은 여전히 극복해야 할 장애물이 있다고 믿는다. 바로 금단증상의 기간이다. 이 신화를 단호하게 떨쳐버리자.

▶ **팩트 : 니코틴 금단증상의 육체적 고통은**
거의 인지할 수 없을 정도로 아주 미미하다

이게 사실이라면, 왜 흡연자는 다른 방법으로 금연하기가 그렇게 어려울까? 단서는 '육체적'이라는 표현에 있다.

"저는 담배를 피우지 않았고, 심지어 단 한 번도 담배를 피우고 싶어 하질 않았습니다. 저는 이런 제 자신이 놀랍습니다!"

조엘 C(미국 보스턴 시)

잠에서 깨어 일어날 때 당신의 몸은 몇 시간 동안 니코틴에서 빠져 나왔다(밤에 잠을 푹 자면 여덟 시간 동안 잔다. 물론 대부분의 흡연자는 그렇지 못하다).

평균적으로 흡연자들이 담배를 안 피우는 가장 긴 시간은 24시간 이다.

그래서 당신은 금단증상이 아침에 제일 심각할 거라 생각할 것이다. 다음에 당신이 아침에 일어날 때를 생각해보라. 담배를 갈망하고 있는가? 육체적인 고통이 있는가? 담뱃불을 붙이기까지 얼마나 오랫동안 견뎌야 한다고 생각하는가?

대부분의 흡연자는 담배에 불을 붙이고 나서야 침대에서 빠져나온다. 하지만 많은 흡연자들이 아침식사 전까지 담배를 피우지 않는다. 일부는 직장에서 첫 담배를 피운다. 육체적인 고통이 없을 뿐만 아니라 어떤 불편함도 느끼지 못하는 것이다.

"저는 이 사람 알렌 카 때문에 이 책을 읽었으며, 책을 읽는 동안 담배를 피울 수 있다는 건 굉장한 일이었습니다. 알렌은 담배에 불을 붙일 때를 알려줍니다. 그는 "좋아요, 지금 한 대에 불을 붙이세요"라고 하는 것 같고, "절대로!"라고도 하는 것 같습니다. 그리고 당신은 이 책을 통해 항상 담배를 피우게 됩니다. 알렌은 정말 훌륭합니다. 마지막 페이지로 이동하면 알렌은 "좋습니다. 이제 마지막으로 불을 붙이세요"라고 말하고, 당신은 "내가 그걸 원하는지 모르겠습니다" 하는 것 같습니다. 끝날 때가 되면 "나는 내가 담뱃불을 붙이고 싶은지는 모르지만, 당신이 그렇게 말한다면 그렇게 하겠습니다, 알렌" 하게 되는 것 같습니다. 그게 끝입니다. 당신은 담뱃불을 비벼 끕니다. 당신은 할 일을 그저 다 한 겁니다. 저는 그 이후로 담배를 피우지 않았습니다."

애시튼 커처(배우)

1. 왜 흡연자들은 패닉상태에 빠지는가?

흡연자는 담배를 피우지 않을 때마다 니코틴에서 빠져나간다. 그러나 중독을 채워주지 못할 수도 있다는 두려움을 느낄 때 고통스러워한다. 그 고통이 치통과 같은 육체적 고통이라면, 항상 고통스러울 것이고, 밤에 잠을 이루지 못할 것이다.

많은 흡연자들이 오늘의 첫 번째 담배를 자신이 좋아하는 담배 중

하나로 꼽는다. 그들은 그것을 대단히 고대한다. 그리고 만약 당신이 그들이 담뱃불을 붙이려고 할 때 그 담배를 잡아챌 정도로 대담했다면, 그들은 그 상황을 우습다고 받아들이지 않을 것이다. 그러나 그것은 육체적인 고통에 대한 반응이 아니다. 즐거움이나 의지처를 박탈당할 거라는 생각 때문에 패닉상태에 빠지는 것이다.

흡연자가 금단증상을 인식할 수 있는 유일한 시간은, 그들이 자신의 다음 담배를 피울 수 없다는 두려움을 느낄 때뿐이다. 하루의 첫 번째 담배를 많은 사람들이 샤워와 옷 입기, 아침식사, 신문 읽기, 직장행 전철 타기 등을 통해 침착하게 기다릴 수 있다. 왜냐하면 그들은 '약'을 소지하고 있고, 늘 그 시간에 다음 담배를 피울 수 있기 때문이다.

우연히, 당신이 일어나자마자 담배를 피웠다고 걱정하지 말라. 나도 그와 똑같은 일을 하곤 했다. 의심할 여지없이 당신은 내가 말하는 바를 따를 수 있다.

"담배를 피우지 않는 게 어떤 건지 몰랐습니다. 저는 11세부터 흡연을 시작해서 40세의 나이에 '알렌 카의 이지웨이'를 마침내 시도했습니다. 저는 담배를 피우지 않았으며, 그 이후로 담배를 피우고 싶어하지도 않았습니다. 다른 사람들이 담배를 피우고 싶어하든 그렇지 않든 그건 제게 문제가 되지 않습니다. 저는 마침내 자유롭게 되었습니다. 고맙습니다."

빅토리아 콜쿤(영국 런던 시)

2. 저장

여분의 담배를 얼마나 많이 가지고 다니는가? _____

왜 어떤 흡연자가 자기가 피우는 양보다 더 많은 담배를 필요로 하는지 궁금해한 적이 있는가?

어떤 중독자에게도 가장 큰 두려움은 자신이 필요로 할 때 다음 담배를 피울 수 없는 것이다. 이것 하나만으로도 공포감을 유발하기에 충분하다. 밤에 나가기 전에 담배가 얼마나 있는지 확인하고 자기가 얼마나 피울지, 다른 사람에게 얼마나 거저 줄지 계산할 것이다. 담배가 부족하다고 생각되면 목적지에 도착하기 전에 담배를 더 살 것이다.

▶ *대부분의 흡연자는 담뱃갑에서 담배가*
  거의 다 떨어져가면 패닉상태에 빠지기 시작할 것이다
  그래서 그들은 이런 느낌을 피하기 위해
  여분의 담배를 챙겼는지 확인하려고 애쓰는 것이다

일부 흡연자는 2~3개의 여분의 담뱃갑을 가지고 있다.

그것은 어리석은 일이다. 그러나 이것은 흡연자들이 다음에 피울 담배가 없으면 어쩌나 하는 패닉상태를 피하기 위한 방법일 뿐이다.

"와우! 저는 제가 금연을 즐기리라고는 전혀 생각해본 적이 없습니다. 물론 지금 저는 제가 비흡연자인 것을 즐기고 있습니다. 그러나 예전에는 금연 과정이 비참하다고 항상 생각했습니다. 오늘 아침 더 이상 원치 않는 담배에 대해 생각하면서 얼굴에 미소를 지으며 기상했습니다."

제인 G(미국 와이오밍 주)

패닉상태 없는 흡연자

대부분의 흡연자는 담배가 떨어질 때 느끼는 그 '패닉상태의 느낌'을 언급하면 그것을 인정하면서 고개를 끄덕인다. 그러나 때로는 당신을 혼란스럽게 하는 골초를 만나게도 된다. 이것은 놀랍다. 만약 다음 담배를 얻지 못할까봐 생긴 그 두려움에 의해 패닉상태가 촉발된다고 한다면, 무거운 흡연자가 누구보다 그 같은 감정을 더 심하게 느낄 거라 생각될 것이다. 그러나 무거운 흡연자들은 그렇지 않다고 주장한다.

그들은 또한 다른 모든 사람들이 입을 모아 "담배가 없으면 낙타 똥이라도 피울 겁니다"라고 말하면 완전히 당황한다. 그들은 "그럴 리 없어요!"라며 항의한다. 그들은 또한 말한다. "내가 좋아하는 브랜드를 얻을 수 없다면, 나는 아무것도 피우지 않을 겁니다."

우리는 흡연이 흡연자를 통제할 뿐 그 반대는 있을 수 없음을 보여주었다. 그런데 어떻게 무거운 흡연자가 까다롭게 담배를 선택하고 담배가 떨어져도 차분하다고 주장할 수 있는가?

대답은 "그렇지 않다"는 것이다. 패닉상태에 처할 상황을 스스로 만들지 않기 때문에 그들이 스스로를 통제하고 있는 것으로 보일 뿐이다. 어째서 그런가?

▶ 그들은 담배가 떨어지면
패닉상태가 온다는 것을 확신하기 때문에!

패닉상태가 없는 흡연자는 계속해서 패닉상태에 빠지지 않기 위해 담배가 떨어지지 않도록 엄청난 시간과 돈을 투자하는 것이다.

다음 담배를 피우지 못하게 된 모든 흡연자가 패닉상태를 경험한다

그러나 고통의 원인은 순전히 정신적인 것이다. 니코틴에서 빠져나오면 육체적 고통이 없다. 거의 눈에 띄지 않는다.

실습
고통스러울 때의 실습

허벅지를 꼬집고 손톱을 파라. 점점 그 압력을 높여보라. 밤새도록 담배를 피우지 않고 깨어났을 때 언급했던 감정과 이것을 비교해보라. 이때 당신이 겪는 고통은 니코틴 금단증상으로 인한 육체적인 느낌보다 훨씬 심각하다는 걸 알게 될 것이다.

당신은 또한 공포나 공황이 수반되지 않은 채로 꽤 열심히 당신의 손톱을 파야 꽤 심각한 수준의 통증을 유발할 수 있음을 알게 될 것이다. 그것은 당신이 통제할 수 있기 때문이다. 당신은 고통의 원인과, 당신이 선택할 때마다 그것을 끝낼 수 있다는 것을 알고 있다.

이제 이 실습을 반복하라. 그러나 이번에는 당신이 그 고통을 일으키는 게 아니며, 고통이 방금 나타났으며, 당신은 그 원인이 무엇인지, 얼마나 오래 지속될지 전혀 알지 못한다는 것을 상상하도록 노력해보라. 가슴이나 머리에 통증이 있다고 상상해보라. 당신은 즉각 공포를 느낄 것이다.

문제는 고통이 아니다. 왜 당신이 그것을 느끼고 있는지 또는 결과가 무엇인지 이해하지 못한다면, 문제는 고통이 유발할 수 있는 그 공포와 두려움이다. 당신이 이해하지 못하는 사소한 육체적인 기분은 경보음을 울릴 수 있다.

3. 금단증상과 의지력

담배를 끊으면 끔찍한 외상을 겪는다는 것은, 의지력 방법으로 금연하려는 흡연자들에 의해 만들어진 신화일 뿐이다. 과거에 의지력으로 금연하려고 했다면, 그게 얼마나 힘든지 알 것이다.

의지력을 사용해서 금연하려 하면 당신은 끔찍한 외상을 겪는다. 그러나 그것은 육체적인 고통이 아니다. 신체적인 느낌으로 유발되는 정신적인 공포의 축적이다. 그것은 육체적 감정을 만들어내지만, 실제 원인은 정신적인 과정이다.

이지웨이를 사용하면 정신적 측면의 문제를 해결할 수 있다. 당신이 해야 할 일은 세뇌를 풀고서 "흡연은 뭐가 됐든 당신에게 절대적으로 아무것도 아니다"라는 걸 이해하는 것이다. 그러면 당황할 필요가 없음을 알게 될 것이다. 며칠 안에 작은 괴물이 죽을 것이고, 약간의 육체적인 감각은 멈출 것이다. 고통은 없다.

담배를 끊을 수 없다는 생각이 패닉상태를 유발한다면 흡연만 중단하면 된다. 공포의 원인을 제거하면 쉽게 금연하게 된다.

▶ 패닉상태의 실제 원인은 큰 괴물이다

> 전 세계에 11억 명의 담배 사용자가 있으며, 향후 20년 동안 16억 명으로 늘어날 것으로 예상된다(ASH).

"이 책은 금연하는 데, 그리고 금연을 지속하는 데 도움이 될 뿐만 아니라 인생의 다른 측면에서도 긍정적인 행동을 하도록 이끌 것입니다. 이지웨이로 금연하는 사람들은 결국 유능한 사람이 될 거라고 진정으로 믿습니다!"

에반 비벌리(미국 시카고 시)

흡연자들은 초기 금단증상 기간을 거치면 갈망과 패닉상태가 줄어들 것이라고 말한다. 그러나 큰 괴물을 깨우는 것은 작은 괴물이 아니다.

니코틴이 몸을 완전히 떠나고 작은 괴물이 죽은 지 오래되었을 때, 다른 계기로 당신의 마음속에 흡연이 떠오를 수 있다. 사회적 사건, 식사시간, 시골 걷기, 직장 내 압력 등으로 말이다. 그 밖에도 예전에 담배를 피웠던 모든 상황들이 당신의 마음속에 흡연을 떠올리게 할 수 있다.

이지웨이로 금연한 사람들에게 이것은 문제가 되지 않는다. 실제로, 그것은 즐거움의 근원이다.

흡연을 생각하는 대신, "나는 이 경우에 담배를 피우곤 했었지"라고 생각한다. "멋지지 않은가! 나는 더 이상 담배를 피울 필요가 없다."

의지력 방법으로 금연한 사람들에게는 무슨 상황이 되었든 그게 박탈감을 주면서 흡연을 향해 방아쇠를 당길 수 있다.

그것은 큰 괴물이 여전히 마음속에 살아있고, 인식의 신호를 "나는 담배를 원해!"라고 해석하기 때문이다.

당신은 자신을 거부하거나 포기하고 불을 붙인다. 어느 쪽이든 비참하게 느껴질 것이다.

큰 괴물을 죽이려면, 한 가지 사실을 단호하게 생각해야 한다.

▶ 담배를 필요로 하는 공허감과 불안감은 담배를 피운다고
제거되지 않는다. 오히려 담배를 피움으로써 초래된다

4. 자신감으로 금단증상을 대하라

우리는 금단증상의 느낌이 너무도 경미해서 거의 인식할 수 없음을
입증했다. 흡연자는 흡연생활 중에 알아차리지도 못한 채 그것을 겪
는다.

첫 번째 담배를 피우면 몸속에 촌충과 같은 작은 괴물이 생기고, 그
것이 니코틴을 먹는다. 작은 괴물을 시각화해보라. 사악하다. 그렇지
않은가?

다음 페이지에서, 당신 안에 있는 작은 괴물이 어떻게 생겼는지 그
인상을 그려보라

이제 작은 괴물을 죽이는 것을 상상해보라. 어떻게 할 것인가? 니
코틴 공급을 차단하는 방법뿐이다. 그렇게 하면 작은 괴물은 곧 죽을
것이다.

작은 괴물은 줄어들다가 완전히 사라질 것이다.

상상해보라. 작은 괴물이 고통스러워 몸부림치다가 굶어 죽었음을 기뻐하라. 귀여운 괴물이 아니다. 오직 하나의 목표만 가진 사악한 기생충이다. 당신을 죽이는 것 말이다!

기분이 좋지 않다고 생각되더라도 당황할 필요가 없다. 통증이 있는 운동을 생각해보라. 당황하지 않고 얼마나 오래 고통을 견딜 수 있는가? 이것이 신체적 고통이 아니며 통제할 수 있음을 상기하라. 며칠 후 사라질 것이므로 두려워할 게 없다.

반대로, 기뻐할 이유는 아주 많다. 당신은 치명적인 적을 파괴하고 있다.

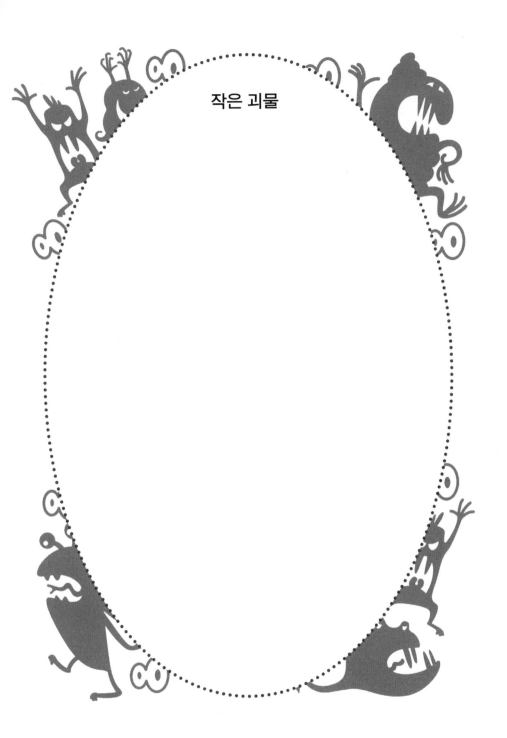

작은 괴물

다음 세 가지 사항을 이해하는 것이 중요하다.

▶ **어쨌든 흡연은 절대적으로 아무것도 아니다**

▶ **담배를 원하는 공허감과 불안감은 담배를 피운다고
제거되지 않는다 오히려 그것은 담배를 피움으로써 초래된다**

▶ **당신이 위 두 가지 사항에 대해 반대되는 믿음을 갖고 있었다면
그것은 세뇌와 중독 때문일 뿐이다**

> "저는 약 2년 전 '알렌 카의 이지웨이'로 금연했어요. 지금은 너무 행
> 복하고 자유롭습니다. 저는 결코 담배를 피우지 않았습니다. 금단증
> 상이나 박탈감도 전혀 느끼지 않았죠. 친구들과 술을 마시는 자리에
> 서 그들이 담배를 피워도 아무런 문제가 되지 않습니다. 전에는 금연
> 하려고 노력할 때마다 항상 저의 몰락이 초래되었는데 말이죠."
>
> 마틴 번(북아일랜드)

5. 나는 치유되었다!

육체적인 금단증상의 모든 눈에 띄는 징후가 끝나기까지 약 3~5일
이 걸리고, 그 후 작은 괴물은 죽는다. 이 기간 동안 의지력 방법으로

금연하는 흡연자는 담배를 피우지 않는 것에 완전히 집착하는 것으로 나타난다. 그들은 모든 의지력을 동원해 이 기간을 통과하면서 담배를 피우려는 유혹에 저항하는 데 집중한다.

점차 이 강박관념은 약 3주 후에 잠시 동안 "담배에 대해 생각하지 않았다!"는 것을 갑자기 깨닫게 되어서야 가라앉는다. 스릴 넘치는 순간이다. 담배 없이는 항상 비참하다는 믿음은 "시간이 문제를 해결한다"는 믿음으로 대체된다.

그것은 또한 위험한 순간이다. 그들은 갑자기 그들이 통제권을 얻은 것으로 느낀다. 만약 담배를 가지고 축하한다면 그건 도대체 스스로에게 무슨 해를 끼치는 일인가? 그들은 이제 그들이 무엇을 그만두어야 하는지 알고 있다.

이런! 함정에 다시 빠져들었다. 사실, 이 함정은 결코 그들을 놓아준 게 아니었던 것이다. 단지 그들을 가지고 논 것이었다. 흡연이 즐거움이나 의지처가 된다고 믿는 한, 당신은 함정에 남아있을 것이다.

그래서 그들은 담배 한 대만 피우고 있다. 뭐가 문제인가? 왜 그들은 다시 금연할 수 없는가?

"담배를 피우고 싶다는 욕망이 사라졌습니다. 결국, 심지어 마지막 담배에 불을 붙이는 것을 놓고도 고심했습니다. 저는 더 이상 담배를 피우지 않습니다."

릭 J(미국 애틀랜타 시)

6. 담배 한 대뿐인데 뭐가 유해한가?

그 담배는 불쾌한 맛을 낼지도 모른다. 더 이상 이전 담배로부터 생기는 금단증상이 있는 것도 아니므로 그 담배는 즐거움이나 의지처라는 환영을 만들어내지도 않을 것이다.

흡연자가 이전 담배로 인한 금단증상을 다음 담배로 부분적으로 완화하기 때문에, 흡연자가 "담배가 즐거움을 준다"거나 "믿을 만하다고 생각한다"고 했던, 즉 담배를 피우는 그 유일한 이유를 기억하라. 니코틴에서 완전히 벗어난 흡연자의 경우, 진정시키기 위한 육체적인 금단증상이 없으므로 세뇌가 유지되지 않아서 즐거움의 환영이 없다. 그러나 만약 누군가가 담배 때문에 의기소침해져 있다면 그것은 그에게는 담배가 안도감을 주는 유일한 이유이기 때문이다.

그러나 그들은 이제 그들의 몸에 니코틴을 넣고 악순환을 재개했다. 니코틴이 몸을 떠날 때, 의심이 들 것이다. 작은 목소리로 "맛이 끔찍하다"고 말하게 될 것이다. 그리고 "하지만 어쩌면 나는 또 다른 담

배를 원할 거야"라고 말할 것이다.

그들은 곧 다시 흡연에 저항할 의지를 찾을 것이다. 결국 그들은 자신이 통제할 수 있음을 증명하고 싶어한다. 그래서 그들은 안전하게 금연하기 위해서는 통과해야 할 기간이 있다고 스스로 생각한다. 이제 그들은 스스로에게 이렇게 말할 수 있다. "나는 전에 담배 한 대를 피웠고 다시 빠져들지 않았어요. 그냥 한 대 피운 건데 무슨 해가 됩니까?"

뭐 떠오르는 게 없는가? 더 많이 피우게 될 거라는 것 말이다. 물론 당장은 금연 전보다 많이는 아니겠지만 말이다.

큰 괴물을 파괴하지 않고 금연하려고 하는 흡연자는 항상 함정에 빠지기 쉽다. 그리고 다시 함정에 빠질 때마다 당신은 금연은 어렵다는 신화를 강화한다.

7. 준비되었는가?

곧 당신은 당신의 마지막 담배를 피우려고 한다. 그 생각이 당신을 온통 패닉상태로 몰아넣는다면, 기억하라. 담배회사들은 당신을 계속 억압하기 위해서 두려움과 패닉상태에 의존하도록 한다. 하지만 기억하라. 니코틴은 두려움과 공황을 완화시키지 않는다. 잠시 진정하라. 당신이 정말로 당황할 만한 이유가 있는가?

▶ 담배를 끊었기 때문에 당신에게는 아무런 나쁜 일도 벌어질 수가 없다

이제 비흡연자로서 즐기게 될 놀라운 이익에 대해 생각해보라.

더 많은 돈

더 많은 에너지

더 많은 자신감

더 많은 자존감

왜 기다리는가? 이러한 것들을 즉시 즐길 수 있다.

* 당신은 흡연자를 이해하기 위해 열심히 노력했으며, 이제 어떻게 탈출할 수 있는지 알고 있다

당신은 여태껏 가능하다고 결코 생각해보지 않았던 뭔가를 성공시킬 수 있는 준비를 완벽하게 하게 된 것이다. 당신의 남은 인생 동안 양적·질적 즐거움 면에서 긍정적인 영향을 미칠 수 있는 능력을 당신은 갖추고 있다.

> 영화에서 흡연 장면을 가장 많이 본 청소년들은 가장 적게 본 청소년들에 비해 흡연량이 2.6배 많았다(출처: www.lung.org).

당신의 개인적인 계획

나는 금단증상에 관해 다음과 같은 점을 읽고 이해했습니다.

○ 육체적 고통이 없다

○ 금단증상에 따른 패닉상태는 다음 번 약물을 그리워하지는 않을까 하는 두려움이다

○ 작은 괴물을 죽이면 중독은 죽는다

○ 큰 괴물을 죽이면 두려움이 제거된다

○ 담배를 끊으면 아무런 나쁜 일이 일어날 수 없다

────── 자유로운 비행을 위한 점검 ──────

○ 모든 내용을 분명히 이해했다

18장에서 지침이 있을 때까지는 여기에 체크하지 마십시오.

제18장

당신의 마지막 담배

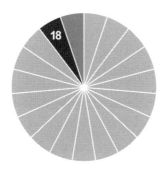

마지막 담배라는 의식은 니코틴 함정에서 탈출할 때 최고의 순간이다. 당신은 당신이 이루어가고 있는 놀라운 성장을 생각하면 기분이 좋을 것이며, 비흡연자로서 삶을 즐기고 싶어서 안달이 나있을 것이다. 금연 하는 흡연자에게는 마지막 담배가 있어야 한다.

그 담배에 어떻게 접근하는가는 당신의 마음상태에 달려 있다. 그 것은 불타는 건물에서 뛰어내리는 것처럼 공포스러운 순간이 될 수도 있고, 낙하산을 타고 뛰어내리는 스릴 있는 순간이 될 수도 있다.

그러나 이지웨이를 통해 금연한 많은 사람들에게 마지막 담배는 공 포도 스릴도 아니다. 그들은 이미 스릴을 경험했기 때문이다. 그들은 더 이상 담배를 피울 필요나 욕구가 없음을 알고 있으며, 마지막 담배를 피울 필요도 없다. 당신이 그 같은 이들 중 한 명이라면, 훌륭하다. 그러나 하루 정도 흡연하지 않았다면 마지막 담배를 피우는 의식을 거쳐야 한다.

당신의 개인적인 계획을 사용하라

일부 흡연자는 모든 것을 이해했다고 믿는 이 단계에 도달하지만, 의심을 품기도 한다. 이는 지극히 정상적인 것이다. 당신은 자신의 삶에서 진정으로 중요한 훌륭한 일을 달성하려고 한다. 당신이 긴장해야 한다는 것은 당연한 일이다.

그러나 긴장했다고 해서 당신이 배운 모든 것을 의심하거나 잊어버리는 일이 없게 하는 것이 중요하다. 그러므로 긴장을 하든 하지 않든 간에 각 장 끝에 있는 "당신의 개인적인 계획"을 읽고 니코틴 함정에 대해 알거나 이해하고 있는 모든 것을 상기하라.

각 항목에 대해 다시 물어보라.
나는 이것을 이해하는가?
나는 이것에 동의하는가?
나는 이것을 믿는가?
나는 이것을 따르는가?

의심이 간다면 이 장을 다시 읽고 네 가지 질문에 긍정적으로 대답할 수 있는지 확인하라. 이제 "자유로운 비행을 위한 점검"을 위한 시간이다. 마지막에 "모든 것을 분명히 이해했다"에 체크하라. 매 장이 끝날 때마다 그 문장에 체크 표시를 하면 마지막 담배를 피울 준비가 완료된 것이다. 당신이 해야 할 일은 당신의 순간을 선택하는 것뿐이다.

"당신이나 당신이 아는 누군가가 금연하고 싶어한다면, 이 책을 사십시오. 그것은 저와 20명 정도의 다른 사람들에게 효과적이었습니다. 정말로요."

제이슨 므라즈(싱어송라이터)

1. 끝내기 위한 완벽한 시간

높은 다이빙 도약대에 처음 올라간 아이를 본 적이 있는가? 그들은 가장자리까지 걷고, 내려다보고, 정확한 위치를 차지하기 시작하고, 다시 내려다보고, 긴장을 푼다. 그들의 엄마는 자기 아이들을 다시 부른다. 그러나 아이들은 내려오고 싶어하지 않는다. 아이들은 다이빙을 원한다. 아이들은 그걸 할 수 있고, 하면 환상적인 기분이 들 것임을 알고 있으면서도 긴장하고 있다.

아이들은 도약대의 가장자리로 자신 있게 걸어간다. 이번에는 다이빙을 하는 것처럼 보인다. 그러나 아니, 아이들은 다시 물러선다.

이것은 몇 분 동안 지속될 수 있으며, 일반적으로 다소 어색한 다이빙 사례로 끝난다.

흡연자는 이와 유사한 길고 복잡한 과정을 거친다. 그들은 얼른 뛰어내리고 싶지만, 벼랑 끝에 가까워질 때마다 절대로 지금이 딱 맞는 시간임을 느끼지 못한다.

그들은 마지막으로 정신적인 압박을 더 이상 미룰 수 없는 마감 시간과 일치시킴으로써 금연하려는 시도를 계획한다.

금연할 완벽한 시간을 기다리고 있다면, 금연해야 할 진정한 이유를 상기하라.

▶ **통제하라**

금연을 시도할 특별한 때를 기다린다면 그것은 통제권을 포기하는 것이나 마찬가지다. 통제권을 취하라. 지금!

2. 무의미한 날들

두 가지 유형의 경우가 종종 금연을 위한 발판을 제공한다. 하나는 건강상의 두려움과 같은 외상 사건이다. 다른 하나는 설날과 같은 특별한 날이다. 우리는 금연에 대한 마감 기한을 제공하는 것 말고는 흡연과 관련이 없으므로 이것들을 '무의미한 날'이라고 부른다. 도움이 된다면 아무 문제가 없지만, 무의미한 날은 유익하기보다 해를 끼칠 수 있다.

새해가 가장 인기 있는 '무의미한 날'이다. 많은 흡연자는 그렇게 불결한 잡초를 한번에 그리고 전부를 걷어내려는 해결책을 마련한다. 그러나 거의 성공하지 못한다.

새해 전날 자정까지 담배를 너무 많이 피웠다. 입가의 입맛과 폐의 혼잡함이 그대로 남아있다. 그러나 며칠 후에는 독소가 몸을 떠나는 걸 더 명확하게 느끼고 있다. 작은 괴물은 여전히 다음 담배를 달라고 울부짖고 있으며 흡연에 대한 혐오감이 약화되었기 때문에 "무엇이 해롭겠는가?"라고 생각하며 담배를 피운다. 그리고 또 피우고 또 피운다.

이같이 '무의미한 날'들은 우리로 하여금 반신반의의 금연 시도를 하게 하고, 실패로 끝내는 것이 얼마나 힘든 일인지를 마음속에 각인시키면서 박탈의 기간을 겪게 한다. 우리의 의지력은 소진되고, 또다시 시도하려고 결심해야 한다는 금연에 대한 욕구 때문에 금연에 대한 두려움이 더 커진다.

▶ 모든 흡연자는 금연하고 싶어한다

그러나 우리는 나쁜 날들을 연장시키기 위한 변명거리를 찾는 흡연자로서 우리 삶을 보낸다. '무의미한 날'들은 단지 우리에게 변명거리를 제공할 뿐이다.

3. 위기의 지점

그다음으로 우리가 항상 즉시 금연하게끔 한다고 확신하는 사건들이 있다. 건강에 위협을 받는 사건 같은 것 말이다.

"오, 물론 난 담배를 피우죠. 하지만 의사가 내게 '금연하지 않으면 죽을 겁니다'라고 말하면 나는 내가 뭘 할지 정확히 알고 있어요."

그러나 정말로 많은 흡연자가 그렇게 잘못된 자신감을 가지고 있다. 그리고 그 말을 증명해 보이겠다면서, 담배를 피우는 게 자기 자신을 죽이는 거라는 말을 듣고 나서도 계속 담배를 피우고 있다.

중대 상황에서 그들은 자기가 가지고 있다고 생각한 흡연에 대한 통제권이 실은 자신에게 없음을 알게 된다.

그들은 트라우마가 실제로 자기가 생각한 혐오감을 그들에게 안겨다주는 것이 아니라, 작은 의지처로 인식함으로써 담배를 더 필요로 하게 한다는 사실을 알게 된다. 그리고 그들이 직면한 공포에도 불구하고 자기가 흡연자로서 잘 살아가고 있다고 스스로를 속인다.

담배를 끊기 위해 위기의 지점을 마련해두었다면 한발 뒤로 물러서라. 건강은 금연해야 할 이유 가운데 일부일 뿐이다. 니코틴 중독의 노예상태에서 벗어나는 것이 가장 큰 이득이라는 사실을 상기하라. 당신은 건강을 위해서 아무것도 포기하지 않고, 자유를 선택하는 긍정적인 결정을 내리고 있다.

건강상태가 어떻든, 비흡연자가 더 좋다.

4. 그것 모두에서 떨어져 나오라

금연 시도가 인기 있는 또 다른 때는 연휴다. 이것의 이론인즉슨 일의 압박감에서 벗어나면 금단증상이라는 트라우마와 더 강력한 상태로 싸울 수 있다는 것이다.

이 주장에서 명백한 결함을 발견할 수 있는가?

맞다. 금단증상의 트라우마란 없다. 여전히 담배에 대한 필요나 욕구가 있다면 당신은 금단증상에 대해 압박감을 느낄 것이다.

또 다른 흡연자들은 유혹에 빠질 확률이 적다고 생각하기 때문에 사회적으로 모든 것이 조용할 때를 선택한다. 그러나 유혹을 완전히 제거했다면 사회적인 일들에 대해 걱정할 필요가 없다.

이 두 가지 접근법의 실질적인 문제점은 자꾸만 의심을 남겨두는 것이다. 고의로 조용한 시간을 선택했다면, 다시 시끄러워지면 무슨 일이 일어나는 건가? 당신은 확신할 수 없다.

이지웨이를 사용하면 마지막 담배를 피우기 전에 절대적인 확신을 얻을 수 있다. 당신은 나가서 스트레스를 처리하고, 식사, 음료, 사교 모임을 처음부터 즐길 수 있게 된다. 그런 식으로 자기 자신을 즉시 증명할 수 있다. 심지어 가장 어려운 시기가 될 것이라고 우려하는 기간에도 당신은 여전히 행복하다.

일곱 번째 지침

☞ 금연의 적기를 기다리지 말라 지금 금연하라!

이는 당신이 헤로인 중독자에게 말할 수 있는 것이다. 당신에게 소중한 사람들이 당신에게 그렇게 말할 것이다. 기다린다고 얻을 수 있는 건 아무것도 없다. 이 책에서 지금까지 이것을 알게 되었다는 사실은, 당신이 함정의 본질을 이해하고 행복한 비흡연자가 될 준비가 되었음을 나타낸다.

5. 당신의 마지막 담배

일부 흡연자의 경우 비흡연자가 되는 것에 대한 흥분은 거의 두려운 것이다. 마지막 담배를 꺼내면 심장 박동이 빨라지고 손이 흔들리기 시작한다.

영원히 금연한다는 생각은 거의, 사실이라고 하기에는 너무 좋은 생각인 것이다.

얼마 전까지만 해도 엄청난 의지력과 끔찍한 트라우마를 겪지 않고 금연하는 것이 불가능하다고 믿었다.

짧은 시간 내에 사고방식이 바뀌었다는 사실 때문에 "이것이 실제로 가능한 건가?"라는 의문을 제기할 수 있다.

그것은 가능할 뿐만 아니라 완벽하게 자연스럽다. 더 중요한 것은, 당신이 그걸 해냈다는 사실이다!

당신이 틀린 생각을 한 유일한 이유는, 많은 잘못된 정보를 받아들였기 때문이다. 사실을 다시 생각해보자.

* 당신은 담배를 처음 피웠을 때 담배를 피우고 싶다는 욕구가 없었으며 지금도 그렇다

* 담배를 원하는 공허감과 불안감은 담배를 피운다고 해소되지 않는

다. 오히려 그것은 담배를 피워서 생기는 것이다

* 흡연은 집중하도록 돕지 못하며, 오히려 부정적인 산만함을 더한
  다. 그 부정적인 산만함은 흡연으로는 부분적으로 해소될 뿐이다

* 흡연은 스트레스를 완화하지 못한다. 니코틴 금단증상과 담배를
  "원한다"는 그 스트레스는 비흡연자가 겪지 않는 무언가일 뿐이다
* "딱 한 대"의 담배 같은 것은 없다. 현실을 보라. 10만 개
  의 담배를 보라!

* 흡연자가 되는 것은 성격이나 유전적 기질과는 아무런 관련이 없
  다. 누구든 니코틴에 중독될 수 있다. 그리고 누구나 자유로워질
  수 있다

* 대체물은 쉽게 끝내지 못하게 하기 때문에 금연을 더 어렵게 만들
  뿐이다. 마약을 더 복용하면 마약으로부터 자유로워질 수 없는 것
  이다

* 중독은 99%가 정신적인 것이다. 육체적인 금단증상은 거의 지각
  할 수 없을 정도로 경미하다

* 고통스러운 금단증상 기간은 없다. 담배를 피우고 싶다는 욕구나

욕망 없이 마지막 담배의 불을 끄는 비흡연자로서의 삶을 누릴 수
있다

* 흡연에 대한 생각을 피할 필요가 없다. 생각이 날 때마다 기뻐하
라. 더 이상 그 더러움과 모멸감으로 인생을 살아갈 필요가 없다

* 금연할 때를 기다리지 말라. 올바른 사고방식을 갖게 되었다면 바
로 노예생활을 뒤로하고 시간을 낭비하지 말라

실습

일을 끝내라

담뱃갑에서 담배를 꺼내라. 한번 보라. 냄새를 맡아보라.

마지막 담배를 입술에 가져오기 전에 담배를 끊겠다는 결정에 대해 100% 확
신하는 것이 중요하다. 당신은 매우 행복한 마음의 프레임 안에 있어야 한다.
당신은 자신의 인생에서 가장 중요한 업적 중 하나를 만들려고 한다.

당신의 모든 생각을 긍정적으로 만들라. "나는 다시는 담배를 피우지 말아야
한다!"고 생각하는 대신, "나는 이 불결한 것들을 다시는 입에 델 필요가 없
다!"고 생각하라.

당신은 스스로 엄청나게 힘들 거라 생각했던 것을 성취하려고 한다. 당신은 큰
괴물과 작은 괴물을 갖고 있었다. 그것들이 당신에게 가져온 불행과, 흡연자가
그 괴물들을 싫어하는 모든 이유를 기억하라. 그 괴물들은 당신이 반드시 박살
내야 할 적이다. 그것들을 한번에 파괴하면서 자비를 보이지 말라.

> 큰 괴물과 함께 이 지점에 도달해 정말로 죽은 흡연자들이 있다. 그들
> 은 확실히 마지막 담배의 의식을 건너뛸 것을 요구하는 다른 담배를
> 절대 피우고 싶지 않았다. 그들이 그렇게 느끼는 것은 대단한 일이지만,
> 만약 하루 정도 동안 담배를 피우지 않았다면, 의식은 여러 가지 이유
> 로 중요하다.

당신은 끔찍한 질병을 치료하고, 놀라운 일을 달성하고 있다. 이것은 모든 흡연자가 달성하고 싶어하는 것이다. 흡연자와 비흡연자 모두 당신을 존중할 것이다.

▶ 당신을 가장 자랑스러워할 사람은 바로 당신 자신이다

이지웨이를 사용하면 쉽게 금연할 수 있지만, 그것이 당신의 업적을 축소하지는 않는다. 이지웨이는 의지력을 요구하지는 않지만, 당신은 용기를 내야 한다. 당신의 마음을 열고, 이지웨이에 참여한 다음, 단호히 목적한 바를 추구하겠다는 용기 말이다.

마지막 담뱃불을 끈 순간 비흡연자가 되기 때문에 그 순간을 인식하고 승리하게 만드는 것이 중요하다. 다음과 같이 생각하라.

▶ 야호! 나는 비흡연자다! 나는 자유다!

실습

이제 당신의 마지막 담배에 불을 붙이고 들이마시라. 필터를 보라. 이미 변색된 것을 보라. 당신이 담배를 피우면서 독한 냄새, 역겨운 맛 등 당신 몸에 담는 오물에 집중하라.

흡연이 끝날 무렵에는 우울과 불행을 주는 감정을 마음으로부터 추방하고, 비흡연자가 되는 흥분감을 포용하라. 그리고 이 결말을 넘어갈 준비가 되었으면, 니코틴을 결코 다시 몸 안으로 보내지 말고, 폐 깊숙이 숨을 내쉬고, 담배를 입술에서 떼어내 승리의 느낌으로 비벼 끄라. 담배를 끝부분까지 피우지 않았더라도 걱정 말라. 괜찮다.

축하한다! 당신은 자유다!

▶ **당신은 행복한**

비흡연자다!

제19장

비흡연자로서의 삶

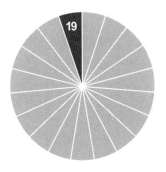

마지막 담배를 끄자마자 당신은 비흡연자로서의 삶을 누릴 수 있다. 당신은 위대함을 느껴야 한다. 남은 인생 동안 행복한 비흡연자로 살려면 나머지 지침을 따르라.

무슨 일이 일어날까 기다리지 말라.

당신은 자유롭다. 당신은 이미 비흡연자다.

마지막 담배를 끈 순간부터 당신은 이미 비흡연자다. 당신은 니코틴 공급을 차단하고, 감옥의 문을 열었으며, 자유를 향해 걸어갔다.

평생 동안 좋은 날들과 나쁜 날들이 있을 거라는 점을 받아들여라. 육체적으로나 정신적으로 더 강해질 것이기 때문에 좋은 시간은 더 즐기고, 나쁜 시간은 처리할 수 있다.

인생에서 매우 중요한 변화가 일어났다는 것을 알아두라. 몸과 마음이 적응하는 데는 시간이 걸릴 수 있다. 며칠 동안 좀 다른 느낌이 들거나 혼란스럽더라도 걱정하지 말라. 그냥 받아들여라. 그것은 '갱신'의 멋진 느낌이다.

당신이 담배를 끊었다는 것을 기억하라. 당신은 삶을 멈추지 않았다. 이제 인생을 완전히 즐길 수 있다. 당신이 특별히 바꿀 무언가가 있지 않는 한, 당신의 라이프스타일을 바꾸지 말라.

흡연자나 흡연 상황을 피하지 말라. 나가서 사회적인 상황들을 즐기고, 처음부터 스트레스를 바로잡으라. 평소에 직장에서 담배를 피우면서 쉬는 시간을 가졌다면 그때처럼 쉬어라. 당신이 원한다면 휴식을 취하지 않을 이유가 없다.

흡연자를 부러워하지 말라. 그들은 당신을 부러워한다.

흡연자와 함께 있을 때 당신은 박탈감이 없고, 그들은 박탈감이 있음을 기억하라. 그들은 자기가 당신과 같을 수 있기를 희망하기 때문에 당신을 부러워할 것이다. 당신의 자유를 부러워할 것이라는 말이다.

대체품은 잊어버려라. 당신은 그것들을 필요로 하지 않으며, 대체품들은 효과가 없다.

금연에 대한 당신의 결정을 의심하거나 문제 삼지 말라. 당신은 그 결정이 옳다는 것을 안다. 만약 당신이 담배 때문에 침울하다면 스스로를 불가능한 위치에 처하게 하는 것이다. 그렇게 되면 담배를 안 피워도 비참하고, 피우면 더 비참하다.

"단 하나의 담배" 같은 건 없음을 기억하라. 그런 생각이 들면 "나는 더 이상 담배를 피울 필요가 없다!"는 사실을 확신을 가지고 생각하라.

담배와 라이터를 버려라. 담배를 절대로 가지고 있지 말라. 당신이 만약 담배를 가지고 있다면 의심의 여지가 있는 문을 열어주게 된다. 이는 거의 실패를 보장하는 셈이다. 주머니에 위스키가 담긴 휴대용 술병을 넣고 다니라고 알코올중독자에게 조언해줄 것인가?

당신의 동료나 룸메이트가 담배를 피운다고 해서 문제가 발생하지는 않는다. 당신이 직접 담배를 가지고 다니면 그게 문제가 된다.

어떤 형태로든 다시는 니코틴을 섭취하지 말라. 모든 형태의 니코틴 제품은 중독과 같은 결과를 낳는다. 당신이 니코틴을 당신의 인생에 받아들이자마자 당신이 다시 담배를 피우는 것은 시간 문제일 뿐이다.

1. 지침

다음은 책 전체에 걸쳐 수행한 지침을 요약한 것입니다.

1. 모든 지침을 따르라

2. 열린 마음을 유지하라

3. 흥분되고 신이 나는 느낌으로 시작하라

4. 절대로 금연하겠다는 당신의 결심을 의심하지 말라

5. 이지웨이와 모순되는 모든 조언을 무시하라

6. 흡연에 대해 생각하지 않으려고 하지 말라

7. 금연의 적기를 기다리지 말라. 지금 금연하라!

이 책의 나머지 부분을 읽기 전에 이 페이지로 곧 다시 돌아왔다면, 당신의 흡연 문제에 대한 간단한 해결책을 찾기 위해 처음으로 돌아가서 책을 끝까지 읽으십시오.

이 페이지까지 도달한 모든 사람들은 자기가 영원히 담배를 끊었음을 알고 기뻐합니다.

궁금한 점이 있다면 도움을 드릴 수 있습니다. 한국 이지웨이 클리닉(070-4227-1862, allencarr@naver.com)에 연락하십시오.

그들은 당신이 할지 모르는 어떤 질문에라도 기꺼이 대답해줄 것입니다.

축하드립니다. '알렌 카의 이지웨이'를 세상에 알려주십시오.

만세!
나는 자유다!

스탑 스모킹 플랜

2017년 11월 08일 1판 1쇄
2024년 05월 15일 1판 4쇄

지은이 알렌 카 **감수자** 차유성 **옮긴이** 정민규
펴낸이 김철종
인쇄제작 정민문화사

펴낸곳 (주)한언
출판등록 1983년 9월 30일 제1-128호
주소 110-310 서울시 종로구 삼일대로 453(경운동) 2층
전화번호 02)701-6911 **팩스번호** 02)701-4449
전자우편 haneon@haneon.com

ISBN 978-89-5596-819-4 (03510)

이 도서의 국립중앙도서관 출판예정도서목록(CIP)은 서지정보유통지원시스템
홈페이지(http://seoji.nl.go.kr)와 국가자료공동목록시스템(http://www.nl.go.kr/kolisnet)에서
이용하실 수 있습니다.(CIP제어번호: CIP2017025741)

Our Mission — 우리는 새로운 지식을 창출, 전파하여 전 인류가 이를 공유케 함으로써 인류 문화의 발전과 행복에 이바지한다.

— 우리는 끊임없이 학습하는 조직으로서 자신과 조직의 발전을 위해 쉼 없이 노력하며, 궁극적으로는 세계적 콘텐츠 그룹을 지향한다.

— 우리는 정신적·물질적으로 최고 수준의 복지를 실현하기 위해 노력하 며, 명실공히 초일류 사원들의 집합체로서 부끄럼 없이 행동한다.

Our Vision   한언은 콘텐츠 기업의 선도적 성공 모델이 된다.

저희 한언인들은 위와 같은 사명을 항상 가슴속에 간직하고
좋은 책을 만들기 위해 최선을 다하고 있습니다.
독자 여러분의 아낌없는 충고와 격려를 부탁드립니다.

• 한언 가족 •

HanEon's Mission statement

Our Mission — We create and broadcast new knowledge for the advancement and happiness of the whole human race.

— We do our best to improve ourselves and the organization, with the ultimate goal of striving to be the best content group in the world.

— We try to realize the highest quality of welfare system in both mental and physical ways and we behave in a manner that reflects our mission as proud members of HanEon Community.

Our Vision   HanEon will be the leading Success Model of the content group.